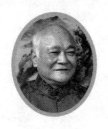

痹证百家论述　五痹证治悉备

# 李济仁
# 痹证通论

宏论效方　彰显中医药治疗痹证之优势

主　编　李济仁　仝小林

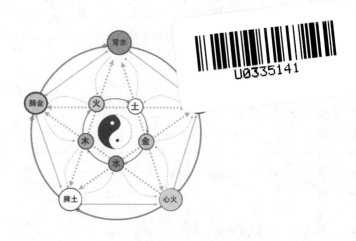

中国科学技术出版社

·北京·

图书在版编目（CIP）数据

李济仁痹证通论 / 李济仁，仝小林主编．—北京：中国科学技术出版社 2017.10（2024.6 重印）
ISBN 978-7-5046-7569-9

Ⅰ．①李⋯ Ⅱ．①李⋯ ②仝⋯ Ⅲ．①痹证－中医临床－经验－中国 Ⅳ．① R249.1

中国版本图书馆 CIP 数据核字（2017）第 163344 号

| | |
|---|---|
| 策划编辑 | 焦健姿 |
| 责任编辑 | 黄维佳 |
| 装帧设计 | 华图文轩 |
| 责任校对 | 龚利霞 |
| 责任印制 | 徐　飞 |

| | |
|---|---|
| 出　　版 | 中国科学技术出版社 |
| 发　　行 | 中国科学技术出版社有限公司销售中心 |
| 地　　址 | 北京市海淀区中关村南大街 16 号 |
| 邮　　编 | 100081 |
| 发行电话 | 010-62173865 |
| 传　　真 | 010-62173081 |
| 网　　址 | http://www.cspbooks.com.cn |

| | |
|---|---|
| 开　　本 | 710mm×1000mm　1/16 |
| 字　　数 | 177 千字 |
| 印　　张 | 12 |
| 版　　次 | 2017 年 10 月第 1 版 |
| 印　　次 | 2024 年 6 月第 3 次印刷 |
| 印　　刷 | 河北环京美印刷有限公司 |
| 书　　号 | ISBN 978-7-5046-7569-9 / R·2047 |
| 定　　价 | 46.00 元 |

勤求古训　博采众方　传承中医　弘扬国粹

# 编著者名单

主　编　李济仁(国医大师)　仝小林
编　委　(以姓氏笔画为序)
　　　　王惟恒　李　艳　李　梢　张其成
　　　　周　骋　胡顺强　强　刚

## 内容提要

　　本书以《黄帝内经》及古代诸名家痹证论治的理论为指导,全面系统地介绍了痹证与五体痹的病因病机、辨证论治、经验效方和名家精方,诊查疾病强调中医辨证与西医辨病相结合,既有治疗痹证的自拟经验方,又有古代治痹效验精方,还列举了当代名家治痹的专病专方。诸方药行之有效,突出了科学性、实用性和可操作性。全书内容丰富,发皇古义,融会新知,实用性强,诚为中医临床医师和中西医结合临床工作者临证必备参考书,也可供广大医学生和中医药爱好者阅读。

李济仁痹证通论

# 朱良春序

　　余从医六十余载，留意痹证之病因病机、辨证施治凡数十年，于斯略有心得，顷正整理总结，编撰医理设计，制作软件，储入电脑，以期推广应用。

　　近获读李济仁教授与其研究生仝小林教授编著之《李济仁痹证通论》，对痹证之含义，剖析入微；痹证之分类，至为全面；痹证之病机，阐述透彻；对其治疗，从病变为"瘀"，着眼于"通"，可谓深得个中三昧，而先获吾心者，余深为钦佩！

　　全书广搜博采、条理清晰、说理透达、证治完备。而辨证与辨病相结合、理论与实践相结合、中医体系与现代医学相结合，贯穿于全书始终，尤为可贵。此乃当前痹证研究之专著，对临床医家及科研工作者，均有参考之价值，更为痹证病员之福音！

　　本书问世，将对提高痹证疗效、攻克痹证提供重要的理论和临床依据。其嘉惠医家及病家，殊非浅鲜也！纸贵洛阳，不胫而走，可以预卜，余故乐为之序。

丹徒朱良春于崇川葆春轩

时在甲子秋月

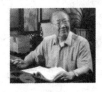

**朱良春**　（1917年8月—2015年12月），江苏镇江市人。早年拜孟河御医世家马惠卿先生为师。继学于苏州国医专科学校，并于1938年毕业于上海中国医学院，师从中医大家章次公先生，深得其传，从医70余载，誉满杏林。2009年，成为新中国成立以来首届国医大师。

# 王玉川序

　　中国医药学是在我国人民几千年来同疾病作斗争的过程中，经历了实践、总结、再实践、再总结的过程，由感性认识逐步上升，形成具有中国特色的医学科学理论的一门自然科学。远在公元前 11 世纪的周代开始，中医学就逐步建立起越来越多的其有专门理论的分支学科。它研究和着重论述的只限于与疾病有关的理论和诊疗技术，虽然它不应被看作是包罗万象、浑然一体的所谓"自然哲学"，但也绝非是没有理论依据的"经验医学"。我们给中国医药学所下的定义，是早已被中国医药学本身的发展史证明了的，被浩如烟海的历代名医著述反复证明了的，也是为全世界的绝大多数医学家和研究中国历史的专家学者们所公认的。有的外国学者，例如德国慕尼黑大学的 M. 波克特教授甚至认为，中医的"大部分是精密科学"，并指出"那种'科学的西医，经验的中医'的说法，是一个极大的谬论，为害极深"。本书作者根据古今中医学家们的有关论著和临床实践记录，系统全面地论证了中医学关于痹证的理论、诊疗经验及其发展过程。我想那些直到今天仍认为"中医治病，仅仅是根据经验"的同志，如果能有时间认真读一读这本书，也许就会明白《论语》里说的"多闻阙疑，慎言其余，则寡尤"这句话为什么至今还有现实意义！

　　从理论上说，任何一门科学都有它一定的研究范围，都具有一定的相对独立性，否则就不成其为一门专门的学科，但是，任何一门科学又必然不是孤立的，与其他学科绝缘的科学是从来也

不曾存在过的。 中外古今的科学史表明，任何一个时代的任何一门科学，都是同当时的其他科学相互渗透、相互影响的，中国医药学的形成发展也毫不例外。 因此，我们在继承发扬中医学的过程中，既要注意它本身的相对独立性，保持和突出中医学的特色，又要解放思想，反对那种故步自封、墨守成规、盲目排斥现代科学技术（包括现代医学在内）的"坐井观天"的思想。 本书既详尽地援引了我国传统医学的有关理论，又根据临床实践，有选择地汲取了现代医学中与之相关的理论，取长补短，较好地把握了两种医学科学相互渗透的内容。

新中国成立六十多年来，在党的中医政策指引下，我国广大中医药工作者在发掘整理提高中医药学遗产方面做了大量的工作，克服了种种困难和干扰，做出了不少成绩。 但是像济仁那样的整理研究方法，即选择一个严重危害人民健康的常见、多发的病证，从古到今，从理论到实践，实事求是地把在实践中经过检验的传统医学与现代医学适当结合，进行全面系统的整理研究尚属罕见。《素问·举痛论》里就有这样的名言：

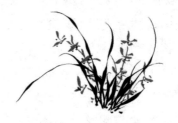

善言天者，必有验于人；
善言古者，必有合于今；
善言人者，必有验于己。

这就是说，善于学习其他自然科学的人，必然能够联系到人体科学，善于继承古代文化遗产，必然能够同今天的现实联系起来；善于学习他人长处，必然能够很好地弥补自己的不足。 由此可见，融汇古今、结合中西、理论联系实际的研究方法，恰好是真正保持和突出了中医在治学方面的优良传统。 本书较之那种人云亦云、古云亦云、述而不作、从理论到理论、脱离临床实际及脱离客观现实的研究方法，不论在指导思想上，还是在把握科学

发展方向上，无疑要高明得多。 历史告诉我们，尽管人类充分发挥了自己的聪明才智，不断地创造出许许多多新技术，在改造自然、利用自然方面取得了一个又一个胜利，然而对于人类自身的奥秘，无论西医还是中医，无论在国外还是在国内，迄今为止，都还远远没有完全弄清楚。 医学科学在以往的历史里，从来就不是一个带头的学科，从来就是靠"拿来主义"发展的。 要是没有其他科学技术的新成就、新创造，医学科学的发展和突破几乎是不可能的。 发展医学科学、为人类健康造福，任重道远。

　　李济仁同志和他的研究生仝小林同志，合作编写的这本书即将出版。 为此，要我写个序言，限期完成。 我既缺乏文学素养，又没有作序的经验，接受这个任务未免不自量力。 上面写的这些话，只是我对中医学的一些粗浅认识，是拜读了《李济仁痹证通论》书稿之后的一点感想。 只要它对读者有一点小小的启发或帮助，也就算完成了我的任务。 如果适得其反，则"姑妄言之"不妨"姑妄听之"可也。

王玉川于北京中医药大学
时在甲子秋月

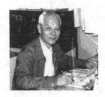

**王玉川** （1923 年 9 月—2016 年 4 月），北京中医药大学教授、主任医师，1943 年 3 月起从事中医临床工作，为"首都国医名师"。2009 年，被评为新中国成立以来首届国医大师。

李济仁痹证通论

# 前　言

痹证是指人体营卫气血失调，肌表经络遭受风寒湿热之邪侵袭，气血经络为病邪阻闭而引起的以经脉、肌肤、关节、筋、骨疼痛麻木，重者影响脏腑等为特征的一类疾病。本病发病率高、致残率高，常给患者带来病痛的折磨。

痹证涉及现代医学 120 多种疾病，其范围甚广，可包括：

- 与自身免疫密切相关的结缔组织病,如类风湿关节炎、红斑狼疮、皮肌炎、硬皮病、干燥综合征、结节性多动脉炎等。
- 与代谢有关的疾病,如痛风、假性痛风、软骨病等。
- 与感染有关的疾病,如各种化脓性、病毒性、真菌性关节炎。
- 退行性关节病变,如增生性骨关节炎。
- 某些神经肌肉疾病,如多发性硬化、重症肌无力等。
- 遗传性结缔组织病和各种以关节炎为表现的其他周身性疾病,如肿瘤后的骨肌肉病、内分泌疾病中的关节病等。

此类疾病发病率有日益升高之趋势，特别是类风湿关节炎，给患者造成极大的痛苦，给家庭和社会带来沉重的负担，中华风湿病学学会主任委员张乃峥教授称其为"不宣判病人死刑，但宣判了终身监禁"的疾病。本病的发病率在国际上一般在 1% 左右

（低者 0.5%，高者达 3%）。据初步调查，在我国约有 940 万患者。由于病因不明，目前尚没有特效药和根治方法，故施治不易，很多患者最后致残，甚至死亡。

治疗痹证，西医较多应用的是糖皮质激素、甾体类药物和抗风湿药如青霉胺等，它们对免疫的作用有不同的影响，因而降低了疾病的活动性，减慢了病情的进展，防止或减轻相关组织的破坏，能改善病情，但不能根治，更不是特效药，还会产生诸多的不良反应。北京、上海两所大医院曾对就诊的类风湿关节炎病人进行调查，发现 50% 以上患者用了激素，有的甚至用了几十年，但不管服用多长的时间，都不能阻止疾病进展，而且产生了不少不良反应，这样用药很难谈得上合理。因此，对痹证进行治疗，希望最大、毒性最低、不良反应最少的是中药。本书共 5 章。

**第一章**　介绍了痹证与五体痹的概念、五体生理、五体痹的病因病机、证候及现代意义、症状分析与治法概要等。

**第二章**　着重叙述五体痹的历史研究概况，列举了秦汉三国时期直到清朝的主要医学著作对痹症的论述，以期引导读者全面深入地了解古代医家对痹证论治的独到见解，掌握治疗痹证的理论依据和辨治体系。

**第三章**　全面介绍了皮、肌、脉、筋、骨之五体痹的辨证论治。诊查痹证强调中医辨证与西医辨病相结合，治疗痹证既有较多的自拟经验方，又有古代治痹效验精方，还列有当代名家治痹的专病专方，行之有效，突出了实用性。

**第四章** 介绍了 60 种治痹常用中药,不仅引用了前贤的理论,且大部分收入了现代药理学研究成果,同时总结了作者长期研探该药的心得,以期指导读者精确择药、对症下药、合理用药。

**第五章** 以综述的形式,从痹证的病因病机、辨证分型、治则治法、方药应用、虫类药物、单味中药、综合治疗和结语等 8 个方面,介绍了痹证中医现代研究概况,彰显了中医在痹证论治上的特色和优势,同时也为读者探讨痹证论治的一般规律提供了思路和方法。

　　本书可供中医临床医师和中西医结合临床工作者在临证中参考,也可供广大的医学生和中医药爱好者阅读,提供的治痹良方妙药对痹证患者亦当有所裨益。

李济仁　仝小林

丁酉年仲夏

---

**仝小林** 男,1956 年 1 月出生。教授,主任医师,博士后合作导师,博士研究生及硕士研究生导师。现任中国中医科学院广安门医院副院长、国家中医药管理局内分泌学科重点学科带头人。主持国家级科研项目 7 项,省部级项目 6 项。

李济仁痹证通论

# 目　录

## 第一章　概　论

## 第二章　五体痹历代研究

# 第三章　五体痹证与辨治

# 第四章　常用治痹药物

## 第五章　痹证现代研究

## ■ 痹证及五体痹的概念

痹证是中医临床的常见疾病。在讨论痹证之前，我们首先了解一下"痹"字的含义。

"痹"字在中医学文献上出现很早。马王堆汉墓出土的我国目前发现最早的古医书《足臂十一脉灸经》中就有"疾畀（痹）"之称；帛书《导引图》有痹病导引疗法的文字记载；《史记·扁鹊仓公列传》也记载："扁鹊名闻天下……过洛阳，闻周人爱老人，即为耳目痹医。"这都说明至少在战国时代，"痹"字已作为医学名词了。《素问·移精变气论》说："中古之治，病至而治之，汤液十日，以去八风五痹之病，十月不已，治以草苏草核之枝……"《汉书·艺文志》列有五脏六腑痹十二病方三十卷，《黄帝内经》记有治疗痹证的针刺疗法、寒痹熨法、按摩疗法以及放血法等，据推断为东汉早期的《武威汉代医简载》有专门治四肢痹的"治痹手足臃肿方"。可知早在《黄帝内经》以前的中古时代，就已经使用酒剂或药物治疗痹证，到了

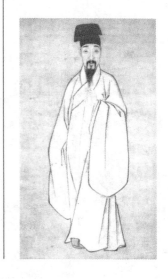

中医通常所说的痹证，是指由于风、寒、湿、热、痰、瘀等邪气闭阻经络，影响气血运行，导致肢体、筋骨、关节、肌肉等处发生疼痛、重着、酸楚麻木，或关节屈伸不利、僵硬、肿大、变形等症状的一类疾病。本书重点讨论"五体痹"。五体痹的分类最早见于《素问·痹论》："帝曰：其有五者何也？岐伯曰：以冬遇此者为骨痹，以春遇此者为筋痹，以夏遇此者为脉痹，至阴遇此者为肌痹，以秋遇此者为皮痹。"

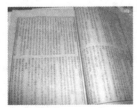

《诸病源候论》书影

汉代，痹证的治疗已取得了一定成就。但真正从理论上系统阐述痹证者当首推《黄帝内经》。除《素问》设有"痹论"专篇外，有关痹证的论述还散见于《素问·四时刺逆从论》《素问·长刺节论》《素问·逆调论》《灵枢·邪气脏腑病形》《灵枢·五变论》《灵枢·五禁》等许多篇章之中，为痹证的辨治奠定了理论基础。

概括起来，"痹"字在古医籍中的古义主要有四：一是指病名。凡具有经脉气血不通或脏腑气机闭塞这一病理特征者皆可曰痹，如风、寒、湿痹，五体痹，五脏痹，六腑痹等。二是指体质。如《素问·逆调论》说："人身非衣寒也，中非有寒气也，寒从中生者何？岐伯曰：是人多痹气也，阳气少，阴气多，故身寒如从水中出。"所谓多痹气，就是指阳气少、阴气多的寒盛体质，这种体质的人具有易于罹患痹证的潜在倾向性。三是指症状或感觉。如喉痹表示发不出声音，耳痹表示听不到声音，目痹表示看不见物体。再如《金匮要略》白术附子汤方后云："分温二服，一服觉身痹，半日许再服"。《诸病源候论》寒食散服法云："药力行者，当小痹。"这里的"身痹""小痹"均指服药后药力窜通的苏苏感。四是指病因病机。《素问·痹论》云："风寒湿三气杂至合而为痹也。"又如《景岳全书》说："盖痹者闭也，以血气为邪所闭，不得通行而病也。"《中藏经》说："五脏六腑感于邪气，乱于真气，闭而不仁，故曰痹。"前者言经脉之气血不通，后者言脏腑之气

机闭阻。由此可见，"痹"字在不同的地方其含义是不同的。我们通常所说的痹证是指由于感受了风、寒、湿、热、毒等邪气而导致经络、气血闭塞不通或脏腑气机闭阻的一类病证。而所谓五体痹证，顾名思义，就是指发生在皮、肌、脉、筋、骨等部位上的气血闭塞不通的痹证。

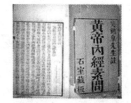

《黄帝内经素问》书影

《黄帝内经》对痹证的分类较为繁杂，主要有以下六种。

按病因分为：风痹、寒痹、湿痹，热痹（痹热）、食痹等。

按部位分为：皮痹、肌痹、脉痹、筋痹，骨痹（以上合称五体痹）、肺痹、脾痹、心痹、肝痹、肾痹（以上合称五脏痹），胞痹、肠痹、胸痹、喉痹、血痹、阴痹等。

按主要症状分为：行痹、痛痹、著痹、挛痹、厥痹、众痹、周痹、痛痹、水瘕痹等。

按病之浅深轻重分为：远痹、大痹、浮痹、深痹等。

按病程长短分为：暴痹、留痹、痼痹、久痹等。

按季节分为：孟春痹、仲春痹、季春痹、孟夏痹、仲夏痹、季夏痹、孟秋痹、仲秋痹、季秋痹、孟冬痹，仲冬痹、季冬痹等。

上述分类，有的概念不够明确，如浮痹等；有的不切合临床实际，如按季节分类的孟春痹等；有的在概念上是互含的，如风痹与行痹等。其中，临床较为实用的是风、寒、湿、热等病因分类和皮、肌、脉、筋、骨、肺、脾、心、

五体痹与五脏痹密切相关。《素问·痹论》："帝曰：内舍五脏六腑，何气使然？岐伯曰：五脏皆有合，病久不去者，内舍于其合也。故骨痹不已，复感于邪，内舍于肾；筋痹不已，复感于邪，内舍于肝；脉痹不已，复感于邪，内舍于心；肌痹不已，复感于邪，内舍于脾；皮痹不已，复感于邪，内舍于肺。所谓痹者，各以其时重感于风寒湿之气也。"

肝、肾等的部位分类。病因和部位分类的关系是：部位是纲，病因是目，一横一纵，它们各自从不同的角度反映痹证的本质。具体说，风、寒、湿、热等可以看作是皮、肌、脉、筋、骨等痹证的具体分型。而在部位分类中，又以五体痹最为多见，五脏痹是五体痹进一步发展的严重结果，二者是同一疾病发展的不同阶段。本书着重讨论五体痹证。

## 五体生理概述

**皮**　皮是人体的表层，是保护机体的外围屏障，与肺、肾、卫气关系密切。生理上，皮毛为肺所主，是肺之外合，精微物质通过肺敷布于全身，营养于皮毛。《素问·六节藏象论》说："肺者……其华在毛，其充在皮。"《素问·经脉别论》说："脉气流经，经气归于肺，肺朝百脉，输精于皮毛。"因此，皮毛的荣枯可以反映肺气的盛衰；皮肤汗孔之开阖为卫气所管，卫气和调则开阖适度、内外调达、邪不能害、分肉解利、腠理致密。卫气出下焦，根源于肾，为元气的一部分。肾气犹如原动力引导推动着卫气的正常运行和敷布，肾气充则卫气强，肾气虚则卫气弱。故《素问·阴阳应象大论》说："皮毛生（于）肾。"

中医"皮"的解剖学概念大致相当于西医解剖学的皮肤（包括表皮、真皮、皮下组织及皮肤的附属器）。西医认为，皮肤对机体具有保护作用，是人体抵御外界各种有害刺激的第一

《素问·生气通天论》称汗孔为"气门"，后世医家也有"遍身毛窍俱暗随呼吸之气以为鼓伏"的说法。汗孔不仅排泄汗液，实际上也随着肺的宣发和肃降进行着体内外气体的交换。

道防线，既可防止外界的各种侵害，又能防止体内物质（水分、有机物和无机物）过度丢失。皮肤内有丰富的毛细血管和汗腺，对调节体温有重要作用。当气温增高时，皮肤血管扩张，血流增加，促进热量散发，同时汗腺的分泌增强，促使皮肤表面的水分蒸发，降低体温。当气温降低时，皮肤血管收缩，血流减少，同时汗腺分泌也减少，减低热量的散发。这一调节体温的功能似与卫气主司开阖的认识相一致。皮肤分泌汗液能够协助肾脏排出部分水分和体内少量的代谢废物，这似可作为"皮毛生（于）肾"（即皮毛与肾在生理上相关联）的一个佐证。

**肌** 肌，肉也。位于皮下，为五体的第二层。生理上，肌为脾所主，脾的精微物质营养肌肉，肌肉的丰厚与瘦薄可以反映脾气的强弱，故《素问·六节脏象论》说："脾……其充在肌。"所谓脾主四肢是指脾掌管四肢肌肉的运动。肌肉对人体起着支撑、保护、辅助运动等作用。人体的站立有赖于骨的支撑和肌肉的辅助，四肢的运动是肌肉协调舒缩的结果，正如《灵枢·寿夭刚柔》所说："胃为干……肉为墙。"中医肌的解剖学概念大致相当于西医解剖学的骨骼肌，存在于躯干和四肢，通常附着于骨。

《素问·痿论》："脾主身之肌肉。"《素问·太阴阳明论》："脾病而四肢不用。"说明了脾与肌的生理病理关系。

**脉** 《素问·脉要精微论》说："夫脉者，血之府也。"《灵枢·决气篇》又说："壅遏营气，令无所避，是谓脉"，指出脉是人体气血运行的通道。气血通过脉管布达全身，内养五脏

《素问·六节藏象论》："心者……其充在血脉。"《素问·五脏生成篇》："心之合脉也，其荣色也。"说明了心与脉密切相关。

肝之所以主筋，是因为全身筋膜的营养需依靠肝血的供给。

《素问·阴阳应象大论》说："肾生骨髓。"肾精充足，则骨髓的生化有源，骨骼得到髓的充分滋养则坚固有力。

六腑，外荣四肢百骸，濡筋骨，利关节。"心主身之血脉"，血液的生成依赖心的"赤化"，血液的运行依靠心气的推动。心气旺盛，则血脉充盈、鼓动有力；心气不足，则血脉空虚、血行滞涩。中医的"脉"大致相当于西医解剖学的血管，包括动脉、毛细血管和静脉，和心脏一起组成心血管系统。西医认为，心脏是血液循环的动力器官，心脏有节律地舒缩，将血液射入动脉，同时将静脉内的血液吸回至心房。这与中医血液靠心气推动的认识是一致的。

**筋**　筋是联络关节、肌肉，专司运动的组织。生理上，肝主筋，筋为肝之外合。肝藏血，肝血濡养筋膜。肝血充盈，则筋强力壮、爪甲坚韧、运动灵活。故《素问·痿论》说："肝主身之筋膜。"同时，筋的功能状况也可反映肝血的盈亏，所以《素问·六节藏象论》说："肝者，罢极之本，魂之居也，其华在爪，其充在筋。"从中医文献对筋的生理、病理的描述来看，"筋"主要包括现代解剖学的脊神经、肌腱、韧带等。如言筋病，多用"缩筋""瘈疭""筋急"等语，与某些周围神经病变的症状颇相类似。再如，《灵枢·经脉篇》谈及内关的位置云："去腕二寸，出于两筋之间，别走太阳"，这里的"两筋"就是指肌腱。

**骨**　骨是人体的支架，对人体起着支撑、保护的作用。骨内藏有骨髓，为肾精所化，肾精充则骨髓满，肾精虚则骨髓空。故《素问·痿论》说："肾主身之骨髓。"骨靠关节相互连接，与肌肉共同完成各种动作，而肾主技巧，

为作强之官，故骨与关节的运动亦为肾所司。骨骼的强弱及关节的活动状况可以反映肾的虚实。

通过以上对皮、肌、脉、筋、骨生理功能的分析，可以看出中医五体的概念是有一定解剖学依据的，它大致相当于西医解剖学的皮肤、肌肉、血管、周围神经及肌腱、骨与骨连结（关节），反映了由浅入深的不同层次。但是，中医的皮、肌、脉、筋、骨不仅是一个解剖学单位，它还是一个功能的单位，因此不能简单地与西医解剖学的认识画等号。

## 五体痹的病因病机

五体痹证的病因不外乎内因和外因。内因责之于与五体相合的脏腑、经络气血虚弱，这是发生痹证的先决条件。《素问·四时刺逆从论》说："厥阴有余病阴痹……少阴有余病皮痹隐轸……太阴有余病肉痹，寒中……阳明有余病脉痹身时热……太阳有余病骨痹身重……少阳有余病筋痹胁满。"这里的"有余"是指经脉中邪气有余而气血不足，"血气皆少则无毛……善痿厥足痹。"这种体质的人，肌肉疏松，腠理不密，易为邪气所中。临床所见，某一类型体质的人，患痹时具有向某一证型发展的倾向性。如素体阴盛之人患痹多为寒型，素体阳盛之人患痹多为热型（"其寒者，阳气少，阴气多，与病相益，故寒也；其热者，阳气多，阴气少，病气胜，阳遭阴，故为痹热。"），素体肥胖之人

隐轸：轸，音 zhěn，古通"疹"。这里是指隐显于皮肤上的一种小疙瘩。

"其寒者……"一文，语出《素问·痹论》。意思是说，表现为寒象的，是

由于机体阳气不足，阴气偏盛，阴气助长寒邪之势，所以表现为寒象。表现为热象的，是由于机体阳气偏盛，阴气不足，病气偏盛，人体亢盛的阳气遭遇寒湿阴邪，使之从阳化热，所以为热痹。

"若有所堕坠……则为寒痹"一节，出自《灵枢·贼风》。意为外伤致瘀血内阻，复感寒邪，可发生寒痹。

患痹多为痰湿型，素体晦滞之人患痹多为血瘀型等，说明体质因素是决定痹证各证型的内在条件之一。

五体痹证的外因主要是遭受风、寒、湿、热等邪气的侵袭。邪气乘经脉之虚客入五体，壅滞气血，阻闭经脉。闭于皮则发为皮痹，闭于肌则发为肌痹，闭于脉则发为脉痹，闭于筋则发为筋痹，闭于骨则发为骨痹。"所谓痹者，各以其时重感于风寒湿之气也。"这里特别强调了"各以其时"的问题。《黄帝内经》认为每一体痹都有其好发季节，这是因为人体气血的流行分布，常随四时季节的更替、气温的变化而发生相应的变动。"春气在经脉，夏气在孙络，长夏气在肌肉，秋气在皮肤，冬气在骨髓中"，而"邪气者，常随四时之气血而入客也"。当气血趋向于表时，感受邪气则易发皮痹、肌痹、脉痹，当气血趋向于里时，感受邪气则易发筋痹、骨痹。故《素问·痹论》说："以冬遇此者为骨痹，以春遇此者为筋痹，以夏遇此者为脉痹，以至阴遇此者为肌痹，以秋遇此者为皮痹。"这提示我们要重视季节因素在五体痹发病中的作用，并为我们研究皮、肌、脉、筋、骨痹各自的好发季节提供了线索。此外，外伤瘀血也是患痹的一个潜在因素，"若有所堕坠，恶血在内而不去。卒然喜怒不节，饮食不适，寒温不时，腠理闭而不通。其开而遇风寒，则血气凝结，与故邪相袭，则为寒痹。"

总之，五体痹证的形成与正气不足、体质因素、外邪侵袭、季节气候变化、气血分布状

态、外伤瘀血等诸多因素有关，是内因、外因
和不内外因相互作用的复杂病理过程。

## 五体痹的证候及现代意义

证候是病理变化的外在表现，是疾病本质
的反映。在疾病发生、发展的过程中，常以一
组相关的脉症表现出来，能够不同程度地揭示
病位、病性、病因、病机，为治疗提供可靠的
依据。因此，弄清五体痹的证候是辨证施治的
基础。皮、肌、脉、筋、骨，是中医解剖学和
生理学上的五个不同层次，"皮肉筋脉，各有所
处，病各有所宜，各不同形"，每一体痹都有着
与其他体痹相区别的特征和独立的症候群。现
就历代有关论述结合现代医学的相关疾病，将
五体痹的证候及现代意义讨论如下。

**皮痹** 皮痹的证候有：痹"在于皮则寒"
"血凝于肤者为痹""皮肤顽厚""皮肤无所知"
"遍身黑色，肌体如木，皮肤粗涩"等。概括起
来，主要表现是：皮肤寒冷、肿胀、变厚、发
黑，皮肤感觉迟钝、麻木。其发展趋势是："皮
痹不已，复感于邪，内舍于肺。"从这些证候和
病程的描述来看，与现代医学的硬皮病机符合。
硬皮病的特征是皮肤显著增厚、硬化，颜色随
病情发展渐呈深棕色和棕褐色，皮肤感觉迟钝、
麻木不仁，且大多伴有雷诺现象。近年来中西
医研究硬皮病的结果证实，其基本病机是血瘀。
有学者用电阻或容积描记法测试硬皮病患者的
中指血流图，可看到代表血流量的波幅明显降

皮痹：指皮肤症状
以皮肤麻木，尚微
觉痛痒为主要特征
之痹证。出自《素
问·痹论》。《张氏
医通》卷六："皮痹
者，即寒痹也。邪
在皮毛，瘾疹风疮，
搔之不痛，初起皮
中如虫行状。"多因
脾肾阳虚，卫不能
外固，风寒湿邪乘
虚郁留，经络气血
痹阻，营卫失调而
成。

低，表示血管弹性的重搏波不明显或消失，说明末梢血液供应明显减少，微循环灌流不良。甲皱与球结膜微循环均有血液瘀滞及红细胞聚集所致泥团样、断流样血流，血流速度减慢。当系统性硬皮病累及肺时，可发生肺广泛纤维变及囊肿性变，以至肺功能不全，出现呼吸困难、胸膈胀满、喘促等症。刘氏等检查的 50 例系统性硬皮病患者，肺部胸片异常者 31 例（见《中华皮肤科杂志》1984 年第 2 期）。当系统性硬皮病累及消化道时，主要表现为食管排出排空障碍，胃、十二指肠和小肠张力低，蠕动缓慢，可出现吞咽困难、恶心呕吐等症。日本学者报道的 59 例患者中，具有消化道症状者 26 例（44.9%），其中以食管病变引起吞咽困难及胸骨后烧灼感的发生率最高。这些表现与《黄帝内经》所谓"肺痹者，烦满喘而呕"的描述十分相符，故由皮痹发展为肺痹似可看作是系统性硬皮病累及肺和消化道的表现。

**肌痹** 肌痹的证候有："肌肤尽痛"，痹"在于肉则不仁""四肢缓而不收持""体淫淫如鼠走其身上，津液脱，腠理开，汗大泄，鼻上色黄""汗出，四肢痿弱，皮肤麻木不仁，精神昏塞"等。概括起来，主要表现是：肌肉疼痛、顽麻不仁、四肢痿软甚或手足不遂。其发展趋势是："肌痹不已，复感于邪，内舍于脾。"这些描述与现代医学的多发性肌炎、皮肌炎相类似。它以肌肉发炎、变性、退化为主要病理特征。大多呈对称分布，四肢近端肌肉常先受损，再累及其他肌肉。肌肉在进行性萎缩下肌力急

肌痹：出自《素问·痹论》。凡风、寒、湿、热、毒等邪浸淫肌肉，闭阻脉络，气滞血瘀，出现一处或多处肌肉疼痛，麻木不仁，甚至肌肉萎缩，疲软无力，手足不遂，谓之肌痹。肌痹主要包括多发性肌炎、皮肌炎，重症肌无力、流感病毒引起的肌炎，或进行性肌营养不良等病。

骤减退、软弱无力，出现动作困难。袁氏报道的 57 例皮肌炎中伴吞咽困难者 35 例（61％）（见《中华消化杂志》1983 年第 4 期）。本病还常伴发恶性肿瘤，以胃癌、肺癌、鼻咽癌为多见。潘氏报道的 34 例皮肌炎中伴发恶性肿瘤者 10 例（29.2％）（见《中华皮肤科杂志》1984 年第 3 期）。因此，《黄帝内经》所谓"脾痹者，四肢懈堕，发咳呕汁，上为大塞"，盖指多发性肌炎、皮肌炎伴有咽喉或食管的肌肉病变或伴有胃癌、肺癌、鼻咽癌等情况而言。"痹，其时有死者……其入藏者死"，正说明肌痹绝非轻证。

**脉痹** 脉痹的证候有："血凝而不流""令人萎黄""其脉左寸口脉结而不流行，或如断绝者是也"。可见脉痹最突出的表现是脉搏减弱或消失。其发展趋势是："脉痹不已，复感于邪，内舍于心。"从脉痹的表现来看，与现代医学的多发性大动脉炎（无脉症）颇相类似。无脉症由于受累的动脉不同，产生不同的临床类型，其中以头、臂部动脉受累引起的上肢无脉症为多见，其次是降主动脉、腹主动脉受累引起的下肢无脉症，季氏在《脉痹——多发性大动脉炎一例》的报道中，从病理学角度探讨了中医脉痹的现代意义（见《中西医结合杂志》1982 年第 2 期）。该患者中医诊断为阳气虚弱、脉络瘀痹、气血流行失畅的心肺同病（即脉痹发展为心痹）。西医诊断为多发性大动脉炎并发左心衰竭与肾功能不全，合并右上肺炎。患者终因心力衰竭、尿毒症、循环衰竭而死亡。尸检病

脉痹：出自《素问·痹论》。继后，《金匮要略》等医籍有血痹的记载。血气痹阻与经脉痹阻相关，故血痹与脉痹类同。后世医籍虽有论及脉痹者，但均未将其正式列为病种，更缺乏病因病机及辨证论治等方面的系统论述。从临床实践看，脉痹作为病种并不少见，故将其列为病种之一。凡以血脉瘀滞为主要病证者，均应属本病。本病主要包括西医的静脉炎、大动脉炎及雷诺现象。

理诊断为：①多发性大动脉炎伴继发性动脉硬化；②左心室肥大；③肾小动脉硬化，继发性固缩肾。根据患者的临床表现及发展过程，结合尸检的病理诊断分析，该作者认为"属于'血凝而不流'的脉痹证……脉痹不已，复感于邪，内舍于心，似与本例所见的心肾二脏病理改变相符。"无脉症（特别是下肢无脉症），由于血压持续增高，日久可使左心室增大，甚至发生左心衰竭。从《黄帝内经》所描述的心痹症状"脉不通，烦则心下鼓，暴上气而喘，嗌干善噫，厥气上则恐"来看，类似急性左心衰竭时出现的心源性哮喘。发作时，病人常在睡眠中突然憋醒，有窒息感，胸闷（心下鼓），被迫坐起，重者气喘（暴上气而喘）、发绀、咳粉红色泡沫样痰、咽干、口渴（嗌干善噫），由于心率加快出现心慌、心悸、焦躁不安（烦、厥气上则恐），"脉不通"是无脉症原有的表现。若进一步发展，出现右心衰竭，由于消化道瘀血，又可见"时害于食"的症状。因此，由脉痹发展为心痹，盖指无脉症等疾病引起心力衰竭的情况而言。

**筋痹** 筋痹的证候有：痹"在于筋则屈不伸"，"筋挛节痛，不可以行"，"肝脉……微涩为瘕挛筋痹"，"筋缩挛，腰背不伸，强直苦痛"，"脚手拘挛，伸动缩急"，"游行不定"等，概括起来，主要症状是：筋急挛痛，腰背强直，步履艰难。其发展趋势是："筋痹不已，复感于邪，内舍于肝。"这与现代医学的某些脊神经疾病（坐骨神经痛、臂丛神经炎等）相类似。如

筋痹：指筋膜受风寒湿邪所侵而致之痹证。《素问·四时刺逆从论》："少阳有余，病筋痹，胁满。"《素问·长刺节论》："病在筋，筋挛节痛，不可以行，名曰筋痹。"《圣济总录》卷二

坐骨神经痛，临床上根据其发病部位不同，分为根性和干性两种。前者主要表现为下背部痛和腰部僵直感，局部有明显压痛，腰骶部位及下肢活动受限制或呈保护性姿势（"腰背不伸，强直苦痛"）；后者主要表现为沿坐骨神经分布区疼痛。疼痛多呈持续性钝痛而有发作性加剧，或呈烧灼样、针刺样、刀割样性质，活动受限（"筋挛节痛，不可以行"）。一般说来，筋痹和骨痹的区别是："手屈而不伸者，其病在筋；伸而不屈者，其病在骨。"下肢亦同理。应当指出，中医所说的筋不仅包括脊神经，也包括韧带、肌腱在内。因此，像风湿性关节炎一类以关节韧带病变为主者，有时亦可归属于筋痹。因此，筋痹、骨痹往往并见。当筋痹日久不愈，进一步发展就会出现肝痹的证候："夜卧则惊，多饮，数小便，上为引如怀（形容腹部胀大，如怀孕之状）"，"有积气在心下支胠……腰痛足清头痛"。肝主筋，其经脉下过阴器抵小腹，上循喉咙入颃颡，其疏泄功能直接关系到人体气机的调畅，而气机调畅又是水液代谢的必要条件。若筋痹不已，寒湿或湿热等邪就会入舍于肝。肝气郁滞，则"积气在心下支胠"，胀满不舒，有如怀子之状；气机郁闭，水液代谢失去调节，故可出现多饮、小便数等症；"肝藏魂，肝气痹则魂不安"，或坐骨神经痛，当夜卧变换体位时，压迫了疼痛部位，都可导致"夜卧则惊"。因此，肝痹实际上是指在筋痹基础上出现肝气郁闭、疏泄失常的情况而言。

**骨痹** 骨痹的证候有："骨重不可举，骨髓

十："《黄帝内经》曰：风寒湿三气杂至，合而为痹。又曰：以春遇此者为筋痹。其状拘急，屈而不伸是也。"

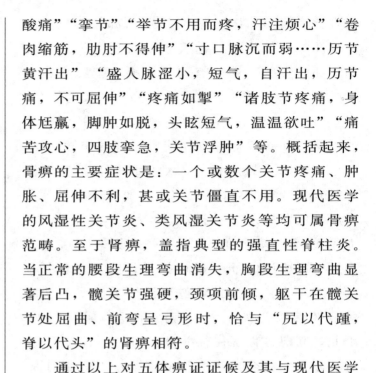

骨痹指风寒湿邪内搏于骨所致骨节疼痛、肢体沉重之证。多因骨髓空虚，致邪气乘隙侵袭。《素问·长刺节论》："病在骨，骨重不可举，骨髓酸痛，寒气至，名曰骨痹。"尻以代踵，脊以代头：谓足不站立和行走，以尻代之；头俯不能仰，背驼甚以致脊高于头。尻，尾骶部；踵，足后跟。

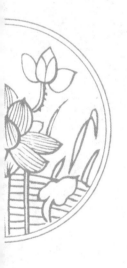

酸痛""挛节""举节不用而疼，汗注烦心""卷肉缩筋，肘肘不得伸""寸口脉沉而弱……历节黄汗出""盛人脉涩小，短气，自汗出，历节痛，不可屈伸""疼痛如掣""诸肢节疼痛，身体尪羸，脚肿如脱，头眩短气，温温欲吐""痛苦攻心，四肢挛急，关节浮肿"等。概括起来，骨痹的主要症状是：一个或数个关节疼痛、肿胀、屈伸不利，甚或关节僵直不用。现代医学的风湿性关节炎、类风湿关节炎等均可属骨痹范畴。至于肾痹，盖指典型的强直性脊柱炎。当正常的腰段生理弯曲消失，胸段生理弯曲显著后凸，髋关节强硬，颈项前倾，躯干在髋关节处屈曲、前弯呈弓形时，恰与"尻以代踵，脊以代头"的肾痹相符。

通过以上对五体痹证证候及其与现代医学某些疾病的关系分析：可以看出，《黄帝内经》对五体痹证的描述是符合实际、有根有据的，是从临床实践悉心观察、认真总结归纳出来的。五体痹与五脏痹不是各自独立、互不相干的疾病，而是同一疾病发展的不同阶段。五体痹是形成五脏痹的基础，某一体痹具有向其相合的内脏发展的倾向性。但是否发展成脏痹，主要决定于脏腑的强弱、血气的多少、邪气的盛衰。皮痹易向肺痹发展，肌痹易向脾痹发展，脉痹易向心痹发展，筋痹易向肝痹发展，骨痹易向肾痹发展，这只是体痹向脏痹发展的一般规律。实际上，一种体痹可累及多个脏器，形成多种脏痹，同一种脏痹又可由多种体痹发展而来，这反映了痹证病程演变的复杂性。

## 五体痹主要症状分析

**疼痛**　疼痛是一种感觉，为五体痹证最常见的症状之一。疼痛可分为实痛、虚痛，前者是不通则痛，后者是不荣则痛。所谓"不通则痛"，是指各种病因导致气血阻滞、经络闭塞而出现的疼痛，其疼痛性质为刺痛、胀痛、掣痛。所谓"不荣则痛"，是指某些病因导致脏腑功能低下，阴阳、气血亏损，五体失于温养、濡润所引起的疼痛，其疼痛性质为隐痛、钝痛、酸痛。《素问·举痛论》："寒气客于背俞之脉则脉泣，脉泣则血虚，血虚则痛。""不通"与"不荣"概括了产生不同性质疼痛的两个基本病机。一般来说，初期多实痛，后期多虚痛；体痹多实痛，脏痹多虚痛。实痛又有寒、热、湿、痰、瘀之分，虚痛又有气、血、精、津虚之别，还有虚中夹实，实中夹虚，虚实兼见等情况。因此，对于疼痛的辨治，要视上述各种情况，结合全身表现而定。

**麻木不仁**　何谓麻？"麻非痒非痛，肌肉之内，如千万小虫乱行，或遍身淫淫如虫行有声之状，按之不止，搔之愈甚，有如麻之状。"何谓木？"木不痒不痛，自己肌肉如人肌肉，按之不知，掐之不觉，有如木之厚。"何谓不仁？"仁，柔也。不仁，不柔和也，痒不知也，痛不知也，寒不知也，热不知也，在其屈伸灸刺不知，所以然者是谓不仁也。"可见，木与不仁都是肌肤感觉若失，状如死肌，而麻则是感觉异

关于痹痛的病因，《素问·痹论》认为："痛者，寒气多也，有寒故痛也。"这里实质上指的是寒痹（痛痹）。

泣：通"涩"，凝涩，凝滞。

《素问·痿论》指出，痹"在于肉则不仁"，说明麻木不仁是肌痹的主要症状之一。

常。但通常所说的麻木不仁主要是强调木与不仁的方面。《医学统旨》说："麻木，不仁之疾也，但麻为木之微，木为麻之甚耳。"此语极有见地。麻木不仁有因实者，有因虚者，前者因湿痰死血凝滞于肌肤、关节，后者因气血不足，肌肤、关节失养。

**屈伸不利**　正常的屈伸运动是筋、骨（包括关节）、肌肉协调作用的结果。肝血充盈，筋柔和缓则屈伸自如；肾精充沛，骨髓坚满则运动灵活，反之则病。《灵枢·邪客》曰："肺心有邪，其气留于两肘；肝有邪，其气留于两腋；脾有邪，其气留于两髀；肾有邪，其气留于两腘。凡此八虚者，皆机关之室，真气之所过，血络之所游，邪气恶血，固不得住留，住留则伤筋络骨节，机关不得屈伸，故拘挛也。"一般说来，筋痹时多屈而不伸，出现"筋缩""抽掣""拘挛"等证。屈是一种本能的保护动作，以减轻疼痛。如坐骨神经痛（筋痹）有特殊的减痛姿势，从仰卧体位起坐时病侧的膝关节即弯曲；骨与关节病时多伸而不屈，由于关节肿胀或变形等形成关节僵直的固定体位。如急性风湿性关节炎或慢性风湿性关节炎急性发作时的关节肿胀，类风湿关节炎晚期的关节畸形等均可出现伸而不屈、步履艰难的症状。

**关节肿胀、变形**　关节是由骨关节面及其关节软骨、关节囊及关节腔三部分组成的。人体依靠关节的滑动运动、角度运动等以完成各种动作。经脉之气血濡养关节，故关节活动自如。《灵枢·本藏篇》说："经脉者，所以行血

髀：音 bì。即髀髋，大腿与臀部；这里指髋关节。

气而营阴阳，濡筋骨，利关节者也。是故血和则经脉流利，营复阴阳，筋骨劲强，关节清利矣。"西医以为，关节囊的滑膜分泌滑液，滑液为关节提供了液体环境，增加润滑，减少摩擦。这里的滑液即属中医所讲的"液"的范畴。《灵枢·决气篇》说："谷入气满，淖泽注于骨，骨属屈伸，泄泽补益脑髓，皮肤润泽是谓液。"所谓"淖泽"就是指人体水液中重浊黏稠的部分，经三焦循经脉随营血而周流全身，并注入骨节、孔窍、脑髓等处，起到填精补髓、滑润关节的作用。当外邪侵袭关节，阻滞经脉气血，生理之液就会壅聚而变为病理之痰；或脾虚生湿生痰，下流关节使关节出现肿胀、粗大，或红肿热痛，或肤色不变。若痰浊瘀血久积不去，就会出现关节僵直变形。恶血不去，新血不生，营养不为肌肤，久之肌肉萎缩，形如"鹤膝"。如类风湿关节炎晚期出现关节僵硬和畸形，并有骨和骨骼肌萎缩，主要是软骨表面的肉芽组织纤维化，使上下关节面相互融合，形成纤维性关节强硬。有时肉芽组织成为骨化，就产生骨质性关节强硬，关节附近的骨骼呈脱钙和骨质疏松现象，肌肉和皮肤萎缩，关节本身有畸形或脱位。

**皮肤顽厚变色** 皮肤顽厚变色的机制与关节肿胀、变形有一些相似，也是津液气血异常变化的结果。津是水液中轻清稀薄的部分，属阳，随三焦而运行，由卫气布散全身，滋润和充养脏腑、经脉、肌肉、皮毛等组织。生理之津常随阳气外达于皮肤，并将体内的废物通过

痹证日久，气血运行不畅日甚，瘀血痰浊阻痹经络，是引起关节肿胀、畸形、僵直的主要原因，有的还可兼见关节周围结节、皮肤瘀斑。

汗的形式排出体外。故《灵枢·决气篇》说："腠理发泄，汗出溱溱，是谓津。"当外邪侵袭皮肤，腠理闭塞，津聚于皮肤，不得外达而成水肿，皮肤增厚，积久气血不通，而产生痰浊瘀血，皮肤发硬、变色，或黄或紫褐或黑色。如现代医学的硬皮病，初期皮肤呈实质性水肿，颜色为正常皮色或苍白色，经数周即进入硬化期，颜色亦随之加深，呈棕色或棕褐色，甚至黑色。其病理过程与中医的认识是一致的。

## ■ 五体痹治法概要

五体痹的基本病变是"瘀"，基本病机是"闭"，因此，"通"是治疗五体痹的基本法则。但瘀各不相同，有实瘀、虚瘀、寒瘀、热瘀、湿瘀、痰瘀，治疗上就要有针对性。热瘀者，要清而通之；寒瘀者要温而通之；湿瘀者要渗利而通之，虚瘀者要补而通之；痰瘀者要化而通之。在具体治疗上除掌握病因、病性外，还要结合部位、兼证等情况综合分析。五体痹的治法主要有下述几种。

### 温通经络法

本法适用于素体阳虚，感受寒邪，寒滞经络，气血瘀阻。证见肢体冷痛，畏寒蜷缩，得热则缓，舌淡苔白，脉沉弦或沉紧。常用药物有：制川乌、制草乌、炙麻黄、川桂枝、北细辛、制附片、上肉桂、鹿角胶、巴戟天、淫羊藿、川芎、鸡血藤、大血藤、当归、鹿衔草、

国医大师朱良春先生曾评曰：李济仁先生对痹证治疗，"从病变为'瘀'，着眼于'通'，可谓深得个中三昧，而先获吾心者，余深为钦佩！"朱老亦认为，痹者闭也，其初起经脉即为风寒湿热之邪阻遏，症见关节疼痛、肿胀、重着、屈伸不利，所以视其证象，寒者热之，热者寒之，是为正治，此间还需突出一个"通"字，即流通经络气血之谓。

透骨草、片姜黄、羌活、独活等。

## 疏肌解表法

本法适用于风寒湿侵袭肌表，腠理闭寒，玄府不通，卫气不宣。证见肌肉酸胀、疼痛，项背强急不舒，四肢沉重，抬举无力，或肌肉麻木不仁，四肢冷痛。舌淡苍白或白腻，脉浮紧或浮缓。常用药有：葛根、炙麻黄、川桂枝、防风、桑枝、威灵仙、秦艽、赤芍、萆薢、苍术、汉防己等。

## 祛湿疏经法

本法适用于寒湿或湿热之邪浸淫筋脉，证见筋脉拘急，屈伸不利，沿某一经脉出现疼痛、酸胀、麻木、关节僵硬不舒。舌胖大边有齿痕，舌苔白腻或黄腻，脉沉细或濡数。常用药物有：宣木瓜、薏苡仁、五加皮、伸筋草、路路通、土茯苓、桑枝、丝瓜络、秦艽、羌活、独活、海风藤、络石藤、威灵仙等。

## 益气通脉法

本法适用于邪客血脉，气虚血滞，脉道闭阻。证见肢体疼痛、麻木、抬举无力，脉搏减弱或消失，兼有心悸、心慌、气短、乏力。面色㿠白或萎黄，舌淡苔白。常用药物有：党参、当归、丹参、赤芍、黄芪、川桂枝、鸡血藤、大血藤、干地龙、水蛭、桃仁、红花、五味子、川芎、炮甲珠等。

张介宾说："痹证大抵因虚者多，因寒者多，唯气不足，故风寒得以入之；唯阴邪留滞，故筋脉为之不利，此痹之大端也。"痹证之形成，与正气亏虚

密切相关，即使初起，也要充分顾护正气。根据"虚则补之"的原则，对痹证日久，气虚血滞，或肾阳虚弱者，更应重视扶正。

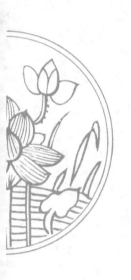

## 温肾健骨法

本法适用于骨痹日久，累及于肾，肾阳虚弱。证见骨节冷痛，行步无力，甚至骨节变形僵直，难以屈伸，伴畏寒肢冷、腰脊疼痛，舌淡苔白，脉沉细无力或沉迟。常用药物有：淡附片、上肉桂、锁阳、巴戟天、川断、杜仲、金狗脊、虎胫骨、补骨脂、鹿衔草、怀牛膝、桑寄生、千年健、露蜂房、熟地黄、乌梢蛇、全蝎、地鳖虫等。

## 清热解毒法

本法适用于感受湿热或热毒之邪，浸淫肌肉、脉络或骨节。证见肌肤或关节红肿热痛，痛苦攻心，手不可触，得冷则舒，可伴高热，面赤气粗，口渴心烦，溲黄便结，舌红苔黄燥或黄腻，脉洪数有力。常用药物有：土茯苓、犀角（或水牛角）、生地黄、牡丹皮、忍冬藤、金银花、杭白芍、土牛膝、薏苡仁、黄柏、肥知母、杭麦冬、蒲公英、紫花地丁、干地龙、地骨皮等。

## 消痰逐瘀法

本法适用于痰饮流注四肢或外邪阻闭经脉，壅滞关节，痰瘀互结。证见四肢游走性窜痛或疼痛固定不移，头身困倦，手足重坠，舌质紫暗或有瘀斑，苔厚腻，脉沉滑或弦滑。常用药物有：淡竹沥、生姜汁、法半夏、芥子、云茯苓、炙胆星、白僵蚕、化橘红、丝瓜络、川芎、

乳香、没药、桃仁、红花、干地龙、炮甲珠等。

## 镇静止痛法

本法适用于疼痛剧烈，烦躁不安，标证为急为重，当以止痛为先。常用药物有：鲜闹羊花侧根、川乌、草乌、杭白芍、炙甘草、制马钱子、麝香、雷公藤、天仙子、乳香、没药、全蝎、蜈蚣等。

## 虫类搜剔法

本法适用于久痹邪深，久痛入络。证见关节变形，疼痛僵硬，难以屈伸，步履维艰，甚则卧床不起，肌肉消瘦，身体尪羸。宜在扶正基础上加用虫类药，以搜风剔络。常用的药物有：干地龙、全蝎、蜈蚣、土鳖虫、白花蛇、祁蛇、露蜂房、水蛭、穿山甲、虻虫、斑蝥、蛴螬、蜘蛛、蝻蛇、乌梢蛇、蜣螂虫等。

用虫类药疏风剔络，即前人所谓"非常之病，必有非常之药"。虫类药中也分寒、热、攻、补，因此，宜在辨证的基础上运用，攻补兼施，相得益彰。

以上各法在应用中要注意掌握适应证。可一法单独使用，也可两法或数法合用。要结合证情的缓急、寒热的微甚、瘀闭的轻重、脏腑的虚实，正确运用，方不至胶柱鼓瑟。

《黄帝内经》初步建立了五体痹的理论体系，但具体治疗方法论述不多，除针灸外，药物仅提到"寒痹熨法"。后世医家根据《黄帝内经》理论，创制了许多五体痹的治疗方剂和其他疗法，从实践上不断补充、发展并逐步完善了五体痹的辨治体系。下面拟分三个时期就历代对五体痹的研究情况作一简述。

## 秦汉三国时期

### 《黄帝内经》奠定五体痹证的理论基础

《黄帝内经》首先提出了皮痹、肌痹、脉痹、筋痹、骨痹之名，并较为系统地阐述了五体痹的病因病机、证候及治疗原则。

如前所述，《黄帝内经》认为五体痹的外因主要是风寒湿三气侵袭，外伤瘀血是发生痹证的潜在因素；内因主要是相应脏腑虚弱，经脉气血不足。

《黄帝内经》对五体痹证候的描述精要而简明。如骨痹："身重""骨重不可举""骨髓酸

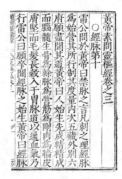

《灵枢经》书影

痛""挛节""骨节不用而痛，汗出烦心"等，指出骨痹的病位在骨和关节，主要症状是骨节酸痛、拘挛、身体重坠无力。再如肌痹："肌肤尽痛""不仁"；筋痹："胁滞""筋挛节痛，不可以行""瘈挛""屈不伸"；脉痹："血凝而不流"等，都准确、形象而深刻地描述了各种体痹的典型症状。

《黄帝内经》在五体痹的具体治法上，除较为详细地谈了针刺疗法外，还记载有外敷的寒痹熨法、按摩疗法、放血疗法等。而尤其值得重视的是有关五体痹的治则，至今仍具有一定的指导意义。

1. 明辨寒热、逐邪务尽

五体痹初起，邪气方盛之时，要着眼于"逐邪"，首先要分辨病性属寒属热，逆其病性而治之。《灵枢·刺节篇》提出了热痹和寒痹的基本治则，即"痹热消灭"，"寒痹益温"。所谓"痹热消灭"，是指在针刺时，开遥针孔，采取泻法，尽出其热邪，"使邪得出病乃已"。所谓"寒痹益温"，是指温通血脉，驱逐寒邪。"血气者，喜温而恶寒，寒则泣不能流，温则消而去之……"《灵枢·经脉篇》记载了逐寒邪的放血疗法："故诸刺络脉者，必刺其节上，甚血者虽无结，急取之，以写（写，通'泻'）其邪而出其血。"张景岳注释曰："今西北之俗，但遇风寒痛痹等疾，即以绳带紧束上臂，令手肘青筋胀突，乃用磁锋于肘中曲泽穴次，合络结上，砭取其血，谓之放寒，即此节之遗风也，勿谓其无所据也。"放血的目的，一是疏通络脉，促

**医家箴言**
帝曰：以针治之奈何？岐伯曰：五藏有俞，六府有合，循脉之分，各有所发，各随其过，则病瘳也。
——《素问·痹论》

进血液循环；二是祛除瘀血，给寒邪以出路。总之，不外"逐邪务尽"。张仲景《金匮要略》在痹证的药物治疗上创造的开达腠理的发汗法（如麻黄加术汤等）、通利小便的除湿法（如甘姜苓术汤等），就是对这一治则的运用和发展。

2. 和调气血，谨守病机

《灵枢·阴阳二十五人篇》曰："切循其经络之凝涩，结而不通者，此于身皆为痛痹，甚则不行，故凝涩。凝涩者，致气以温之，血和乃止。其结络者，脉结血不和，决之乃行。"这段话说明，五体痹证的基本病机是气血失调，基本病理是一个"痹"字。但治痹有不同。因阳气不足，血失温通的虚痹，要"致气以温之，血和乃止"，"血和则经脉流行，营复阴阳，筋骨劲强，关节清利矣。"因邪气壅滞经脉、气血闭阻的实痹，则要"决之乃行"，以活血化瘀为法。从气血辨证的角度来分析五体痹，一般说来，初病在气，久病在血。"病在气，调之卫"，可用调和营卫的发汗法；"病在血，调之络"，此时的治疗就要侧重治"瘀"。叶天士根据这一治络理论，提出以功能搜剔行络的动药调络的药物治疗方法，用虫蚁之类飞走之灵，使飞者升，走者降，血无凝著，气可宣通。药物主张用全蝎、蜣螂、地龙、穿山甲片、水蛭、蜂房、䗪虫、虻虫、蚕沙之类。为五体痹的治疗开辟了新路。

3. 顾护阴血，把握病位

"邪之所凑，其气必虚"，而对五体痹证来说，阴分之虚更为突出。"病在阴者名曰痹"，

痹证日久，邪气久羁，深入经隧骨骱，气血凝滞不行，湿痰瘀浊胶固，经络闭塞不通而成瘀阻。此时非一般草木之品所能宣达，必借虫类等化瘀通络之品搜剔窜透，方能使瘀去凝开，经络畅行，邪除正复。

正指出了这一病理特点。因此治疗上，在祛邪的同时，要时时顾护阴血，切忌过汗、过利、过吐、过下以劫伤阴血。特别是体虚患痹或久痹体虚之人，尤宜大补阴血，以补为主，扶正祛邪。

五体痹，因其发病部位不同，在治疗上亦当有所区别。"病在脉，调之血……病在肉，调之分肉；病在筋，调之筋；病在骨，调之骨。"这段话，虽然是《黄帝内经》对针刺提出的具体要求，但对药物治疗也有所启发，即注意应用与五体相合经脉的引经药，使药力直达病所。同时注意部位用药，如皮痹可选刺猬皮、地骨皮、丝瓜络等行皮通络之品；肌痹可选用葛根、桂枝、马钱子、香白芷等解肌通络之品；脉痹可选用丹参、地龙、水蛭、归身等通脉活血之品；筋痹可选用木瓜、牛膝、五加皮、伸筋草等舒筋活络之品；骨痹可选用露蜂房、川乌、草乌、透骨草、骨节风等透骨入节之品，或冀提高疗效。

在五体痹证与痿证的关系上，《黄帝内经》认为，二者虽病因有别，痹多外感，痿多内伤，但不是截然分开的，痹证进一步发展也可成痿。《素问·痿论》说："大经空虚，发为脉痹（'脉痹'原文为'肌痹'，今从《太素》改），传为脉痿……有渐于湿，以水为事，痹而不仁，发为肉痿。"

在痹证的预后上，《素问·痹论》说："痹，其时有死者，或疼久者，或易已者，其故何也？岐伯曰：其入藏者死，其留连筋骨间者疼久，

其留皮肤间者易已"，指出五体痹与五脏痹预后
不同。五体痹病轻邪浅，治疗相对较易，五脏
痹病重邪深，治疗相对较难。因此要及时发现，
尽早治疗，以防痹邪传入脏腑。

## 《金匮要略》奠定五体痹证治疗的方剂学基础

《金匮要略》是《伤寒杂病论》有关杂病的
部分，在《黄帝内经》痹证理论基础上，将理
论与实践相结合，创制了许多治痹的有效方剂。

《黄帝内经》论痹，有强调病因的三痹说，
有强调部位的五痹说，仲景则主要发展了三痹
说。这也是后世多言三痹、少言五痹的重要原
因之一。

《金匮要略》论述痹证的条文分散于许多篇
章之中。如将痹证湿气盛者列入《痉湿暍病脉
证治篇》，风寒气盛者列入《中风历节病脉证并
治篇》，血虚受风者列入《趺蹶手指臂肿转筋阴
狐疝蛔虫病脉证治篇》，寒湿着于腰腑者则列入
《五藏风寒积聚病脉证并治篇》等。因此，学习
《金匮要略》有关痹证的论述需前后互参，方能
窥其全貌。

《金匮要略》治痹的方剂，有发表祛湿的麻
黄加术汤，轻清宣化的麻杏薏甘汤；固表行湿
的防己黄芪汤；助阳散湿的桂枝附子汤、白术
附子汤、甘草附子汤；散寒祛湿、温经止痛的
乌头汤；调补阴阳、祛风除湿的桂枝芍药知母
汤；温经行痹的黄芪桂枝五物汤；清热宣阳通
痹的白虎加桂枝汤；涌吐膈上风痰的藜芦甘草
汤；散寒利湿、培土制水的甘姜苓术（肾著）

三痹说：即风寒湿
三痹。《素问·痹
论》："风寒湿三气
杂至，合而为痹也。
其风气胜者为行痹，
寒气胜者为痛痹，
湿气胜者为著痹
也。"

张仲景治痹重视祛
湿。综观治痹虚实
两端，常可见风易
驱，寒可散，热能
清，唯湿难除，唯
虚难补。且临床用
药，多误以除湿为
佐使，而君臣者鲜。
故它邪既解，而湿
邪留存，或伏着于
筋脉，或流注于关
节，遇寒从寒，遇

热交结，遇湿则更如胶得漆，以致其病反复发作。而湿邪久留，既可伤阳，又可阻滞气机，有碍气血周流，使气失之煦，血失之濡，湿不除，必使补难效。故古人云："治痹不除湿，非其治也。"可见祛湿在本病的治疗中处于极其重要的地位。

汤等，构成了后世所称的治痹经方，许多方剂至今仍为临床所常用。

《金匮要略》提出了治疗痹证的一些重要原则。如湿痹，其证候为"小便不利，大便反快，但当利其小便。"湿痹有内湿外湿，外湿以身体痛重为主证，内湿以小便不利为主证。素有内湿之人，易招外湿；外湿壅盛，又易加重内湿。湿痹若以小便不利为主证，说明内湿为盛，故当利其小便，使湿邪从小溲而去。又如治风湿相搏，当"发其汗，但微微似欲汗出者，风湿俱去也"，切忌峻发其汗，否则"但风气去，湿气在"，留邪为患。其他如"湿家身烦痛……发其汗为宜，慎不可以火攻之"等，都是值得重视的。

在使用剧毒药治疗痹证时，仲景十分强调药物配伍，以减低或消除某些药物的毒性或副作用。如配姜或甘草可以减低附子毒性，配白蜜以解乌头毒等。

此外，《金匮要略》还讲了痹证类似证的鉴别。如《中风历节病脉证并治篇》说："夫风之为病，当半身不遂，或但臂不遂者，此为痹"，指出中风与痹证不同。中风除运动障碍外，感觉亦减退或消失，而痹证虽一侧肩臂活动受限，甚至不能抬举，但疼痛感觉依然存在。再如，痹证虽有类似痿证的表现，因日久累及肝肾，精枯血少而出现"四属断绝，身体羸瘦，独足肿大"之症，但"诸肢节疼痛"则为痿证所无，说明疼痛是痿、痹的鉴别要点之一。

## 《神农本草经》有关治痹药物的记载

我国最早的一部药物书《神农本草经》，据尚志钧考证，可能是与《黄帝内经》同时代的产物，成书于西汉。其记载的痹证病名有风寒痹、湿痹、风湿痹、风寒湿痹、肉痹、血痹、寒湿痿痹、周痹、痹气、阴痹、气血痹、风痿痹、内痹、疝瘕痹、历节痛、喉痹、胃痹等，其中气血痹、风痿痹、内痹、胃痹之名为《黄帝内经》所无（《黄帝内经》虽有六腑痹之名，但具体内容仅提到肠痹、胞痹，《神农本草经》谈到胃痹，《汉书·艺文志》载有五脏六腑痹十二病方，据此推测《素问·痹论》有关六腑痹的内容可能有脱漏）。《神农本草经》共记载治痹药物 80 种（不含喉痹），其中上品药物 37 种，中品药物 27 种，下品药物 16 种，为治疗痹证奠定了药物学基础。

## 《中藏经》对体、脏痹关系的认识

《中藏经》十分强调脏虚在体痹发病中的决定性作用。其曰："痹者，风寒暑湿之气，中于脏腑之为也。"认为没有脏气之虚，就没有体痹之成，"大凡风寒暑湿之邪，入于心则名血痹，入于脾则名肉痹，入于肝则名筋痹，入于肺则名气痹，入于肾则名骨痹。"对每一体痹都详述其病因病机、证候及治法。如论筋痹"由怒叫无时，行步奔急，淫邪伤肝，肝失其气，因而寒热所客，久而不去，流入筋会，则使人筋急而不能行步舒缓也。故名曰筋痹。宜活血以补

《中藏经》又名《华氏中藏经》，旧署华佗所作，成书年代不详。《中藏经》秉承了《黄帝内经》天人相应、顺应自然、以阴阳为总纲的思想，发展了阴阳学说。《中藏经》较早地将脏腑学说的理论系统化，提出了以形色脉证相结合、以脉证为中心分述五脏六腑寒热虚实的辨证方法。在中国医学史上占有重要地位。

肝，温气以养肾，然后服饵汤丸，治得其宜，即疾瘳已，不然，则害人矣。其脉左关中弦急而数、浮沉而有力是也。"所论较《黄帝内经》具体、全面而深刻。但有两点值得提出：一是五体痹的名称与《黄帝内经》有所不同，《黄帝内经》是皮、肌、脉、筋、骨痹，《中藏经》是气、肉、血、筋、骨痹。二是所论痹证包括了内中风的证候，如论痹病："或言语謇涩，或半身不遂……或口眼偏斜……"，这三大症状正是内中风的基本特征，不应归属于痹证。

## 隋唐宋金时期

### 《诸病源候论》对五体痹证病因病机的认识

隋·巢元方等编撰的《诸病源候论》是一部病因病理学专著。其对五体痹证候的描述，盖本于《黄帝内经》，无多发挥，但对于病因病机的阐发却颇有新意。

如《素问·痹论》说：痹"在于肉则不仁"。《诸病源候论》释曰："凡不仁者，由荣气虚，卫气实，风寒入于肌肉，使血气行不宣流。其状搔之皮肤如隔衣是也。诊其寸口脉缓，则皮肤不仁。"其他在风觯曳候、贼风候、风痹手足不随候，风身体疼痛候等，也分别阐发了五体痹主要症状的病因病机。

《诸病源候论》的养生导引部分，还搜集了许多治疗痹证的导引方法，有一定参考价值。

## 《千金方》论体、脏痹与"六极"

唐·孙思邈的《千金方》把五体痹、五脏痹、五脏风同归于"六极"门下。所谓"六极"，系指六种极度虚损的病证，包括气极、肉极、脉极、筋极、骨极、精极（《病源》为气极、血极、筋极、肌极、骨极、精极）。《千金方》所以将五体痹、五脏痹归于六极，主要是为了强调由"痹"到"极"、由实到虚的演变发展过程。如论骨极："骨极者主肾也。肾应骨，骨与肾合。又曰：以冬遇病为骨痹，骨痹不已，复感于邪，内舍于肾，耳鸣见黑色，是其候也。若肾病则骨极，牙齿苦痛，手足酸痛，不能久立，屈伸不利，身痹脑髓酸。"这里描述的骨极症状实际上是肾痹的表现，是骨痹进一步发展累及肾的结果。但用六极来概括体、脏痹似有混淆概念之嫌。因六极属虚劳范畴，主要由内伤所致，痹证乃由外感风寒湿邪所成，因此后世医家对此有所纠正。

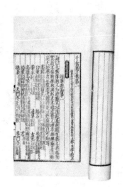

《千金方》书影

## 《圣济总录》集五体痹证治疗方剂之大成

成书于政和年间（公元 1111－1117 年）的《圣济总录》。是宋代医学巨著之一。它是征集当时民间及医家所献医方，结合"内府"所藏的秘方整理汇编而成。其中第十九、二十卷为痹证门，列有五体痹，五脏痹，痛、著、行痹以及周痹、痹气、热痹等项。就记载的五体痹、五脏痹的方剂而言，它是现存最早、最多而又最系统的医书。较其稍前的《太平圣惠方》（公

《圣济总录》：官修中医方剂著作，宋代赵佶等撰。全书包括内、外、妇、儿、五官、针灸、养生、杂治等，共66门，共收载药方约2万首，既有理论，又有经验，内容极为丰富。

元992年）仍守《千金方》体例，把体、脏痹归于六极，至《圣济总录》才将痹证与虚劳区分开，把六极正式列入"虚劳"门。

本书共载五体痹方32首，其中皮痹方8首、肌痹方4首、脉痹方6首、筋痹方8首、骨痹方6首。每一项前，先述大意，悉以《黄帝内经》为本，次列证候、方剂及用法，眉目清朗，条分缕析，为五体痹辨证论治奠定了基础，后世医著多引用之。

## 张子和汗、吐、下治痹说

攻下派张子和，善用汗、吐、下三法以治病，主张以祛邪为主，邪去正自安。《儒门事亲》为其代表作。历来治痹，用汗法有之，用吐、下法罕见，皆畏其峻烈恐伤正气。子和则独有心得，运用纯熟。他认为，种种燥热法治痹不效，是医者不识"胸膈间有寒痰故也……必先涌去其寒痰，然后诸法皆效。"他提出治痹的四个步骤，即吐、泄、汗、行经和血。其曰："大人小儿，风寒湿三气合而为痹，及手足麻木不仁者，可用郁金散吐之；吐讫，以导水丸通经散泄之；泄讫，以辛温之剂发散；汗出，则可服当归、芍药、乳没行经和血等药。如不愈，则便不宜服此等药。"总之要"祛邪务尽"。观其治痹验案，多是一涌一泄一汗，往往数载沉疴，屡治罔效之证，数剂即效，能不信然！子和不囿于常法，大胆创新，独辟蹊径，开创了汗、吐、下三法和从痰治痹的先河。

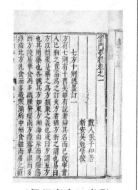

《儒门事亲》书影

## 明清时期

### 张介宾痹证总由真阴虚说

　　明代著名医家张介宾（号景岳）是温补派的大师。他提出的"阳非有余""真阴不足""人体虚多实少"等理论，形成了他在治疗上注重补益真阴元阳，慎用寒凉和攻伐之品的独特风格。临床上常用温补之剂，尤善用熟地黄，素有"张熟地"之称。他认为"诸痹者皆在阴分，亦总由真阴衰弱、精血亏损，故三气得以乘之而为此诸证。"大抵因虚者多，因寒者多，惟血气不充，故风寒得以入之；惟阴邪留滞，故经脉为之不利。所以"治痹之法，最宜峻补真阴，使血气流利，则寒邪随去；若过用风湿痰滞等药而再伤阴气，必反增其病矣。"方剂上，提出用三气饮、大防风汤及易老天麻丸之类治之。并谆谆告诫说："凡治痹之法，惟此为最。"景岳的峻补真阴治痹说，对于体虚患痹及久痹虚羸之人确有重要的指导意义。

张氏治痹善用地黄，因地黄能扶正通痹，《本经》言其"逐血痹"。他所推荐的三气饮、大防风汤及易老天麻丸等方中皆含地黄，于中颇有深意。

### 叶天士久痹须以搜剔动药说

　　清初医界巨匠叶天士，对痹证治疗颇有心得。他认为：初病气结在经，久则血伤入络，风寒湿三气合而为痹，然经年累月，外邪留著，气血皆伤，其化为败瘀凝痰，混处经络，需用虫蚁迅速飞走诸灵，使飞者升，走者降，血无凝著，气可宣通。为什么"久病入络"呢？林

观《临证指南医案·痹证门》所载痹证医案，其治疗用药常以虫类药配伍以宣通络脉痹阻，形成以通络为主治痹之法，诸如祛风通络、祛湿通络、宣肺通络、活血通络、温阳通络、益气养血通络、清热通络等，均以"通"为用。

**033**

佩琴在《类证治裁》中说："初痛邪在经，久痛必入络。经主气，络主血也。初痛宜温散以行气，久痛则血络亦痹。"《素问·痹论》说："病久入深，营卫之行涩，经络时疏，故不通。"都说明疼痛长期不止，必然会导致血瘀，引起局部组织缺血、坏死而使病情进一步加重。脉络瘀血，非一般药物所能透达，唯穿透力强，搜风剔络的虫类药独具善功。观《临证指南医案》及《未刻本叶氏医案》，共载治痹案例 257 则，大多数是病程较久者，其常用虫类药有：全蝎、地龙、蜣螂、甲片、水蛭、蜂房、䗪虫、虻虫、蚕沙等。叶氏治久痹须以搜剔动药说，为治疗久痹、顽痹开辟了一条新路。

## 王清任活血化瘀治痹说

具有革新精神的清代医家王清任，在大量解剖学实践的基础上，对中医学的气血理论作了新的发挥。他认为血瘀与气虚有密切关系，"元气既虚，必不能达于血管，血管无气，必停留而瘀"。他提出了补气活血和逐瘀活血两大治疗原则，前者用于虚瘀，后者用于实瘀。《医林改错》说："凡肩痛、臂痛、腰痛、腿痛，或周身疼痛，总名曰痹证。明知受风寒，用温热发散药不愈，明知有湿热，用利湿降火药无功。久而肌肉消瘦，议论阴亏，遂用滋阴药，又小效。至此便云病在皮肤，易于为功；病在筋骨，实难见效。因不思风寒湿热入皮肤，何处作痛。入于气管，痛必流走；入于血

《杂病源流犀烛·诸痹源流》曰："痹者，闭也。三气杂至，壅蔽经络，血气不行，不能随时祛散，故久而为痹。"《类证治裁·痹症》曰："诸痹……良由营卫先虚，腠理不密，风寒湿乘虚内袭。正气为邪所阻，不能宣行因而留滞，气血凝涩，久而成痹。"这些说的都是痹证必须从"瘀"论治。

管，痛不移处。如论虚弱，是因病而致虚，非因虚而致病。总滋阴，外受之邪，归于何处？总逐风寒、去湿热，已凝之血，更不能活。如水遇风寒，凝结成冰，冰成风寒已散，明此义，治痹症何难。"此段话说明，治疗痹证要牢牢抓住"瘀"这一基本病理，不能就证论证。他还创制了著名的治痹方剂——身痛逐瘀汤，为后世运用活血化瘀治疗痹证开拓了思路。

## 王孟英从痰治痹说

王孟英是清末温热学派四大家之一。在治则上，他强调"活法从心"，极力反对以"病名"印定眼目，执成方以困活人。他认为，在疾病的发展过程中，某一阶段的病理产物，往往可以成为另一阶段病情加重的病因。患痹之时，气血瘀阻，生理之津液可转化为病理之痰浊；脏腑失调，痰从内生，流注经络，又可加重气血瘀阻。因此"痰"既是病理产物，也是病情加重的直接病因，不清除之，则气血难通，诸药难施。王孟英不拘病名，不囿常法，属痰阻经络者则断从痰治，常用雪羹沥（海蜇、荸荠）、胆南星、橘络、竹沥、丝瓜络等清热化痰之药或辅以礞石滚痰丸、当归龙荟丸一类治之。他不仅重视治痰实之标，更着眼于治生痰之脏。如谢普香痹证案，孟英诊断为"阴虚而痰气滞于厥阴"，遂用肉苁蓉、当归、乌梅补养肝阴，左金丸清肝舒郁以治其本，用竹茹、丝瓜络、橘核、海蜇、荸荠入络化痰清

清·喻昌《医门法律》曰："风寒湿三痹之邪，每借人胸中之痰为相援。"清·林佩琴《类证治载·痹证》曰："必有湿痰败血赖滞经络。"故王氏从痰论治痹证是有依据的。

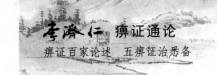

热以治其标，故一剂减，数啜安。

以上简述了历代对五体痹研究的概况。可以看出，随着医学研究的不断深入，对五体痹的认识也越来越深刻，虽然理论上各有千秋，治疗上各有特色，但这种百家争鸣的气象为我们开拓了思路，开阔了眼界，也为我们今天的研究奠定了基础。我们应当吸取其精华，祛除其偏见，勇于实践，不断创新。

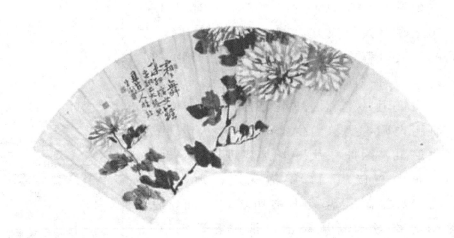

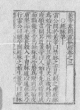

# 第三章 李济仁痹证通论
# 五体痹证与辨治

概论 · 历代研究 · 辨证治疗 · 验案选按 · 文献选析

## ■ 皮痹证治

皮痹证为五体痹证之一。凡风寒湿热等邪气侵袭皮肤，皮肤络脉阻闭，气血凝滞，出现局部或全身皮肤的肿胀、硬厚、变色，患部感觉迟钝、麻木不仁或寒冷者谓之皮痹证。

皮痹之名首见于《黄帝内经》，"风寒湿三气杂至合而为痹也……以秋遇此者为皮痹"，指出感受风寒湿邪是皮痹证的外因。肺合皮毛，肺气不足，可使皮毛汗孔的开阖功能减退，而卫气出下焦，故皮毛防御外邪的能力又与肾密切相关。"少阴有余病皮痹隐疹"，当足少阳肾经邪气有余正气不足时，卫气虚弱，不能发挥其"温分肉，充皮肤，肥腠理，司开合"的作用，则易为邪气所中，发为皮痹，皮痹的基本病理为血瘀，"血凝于肤者为痹"。皮痹的特征是皮肤肿胀、硬厚，寒多痛少，痹"在于皮则寒"，"在外者，筋骨为阴，皮肤为阳……病有形而不痛者，阳之类也。"

巢氏《诸病源候论》对皮痹证候有所补充。

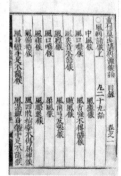

《诸病源候论》书影

"风湿痹病之状，或皮肤顽厚"。皮肤顽木顽麻，肿胀硬厚正是皮痹的主要症状和体征。

宋·《圣济总录》载皮痹方8首。有防风汤、赤箭丸、羌活汤、天麻散、蒴藋蒸汤、麻黄汤、蔓荆实丸、天麻丸，为皮痹的治疗打下了基础。该书特别强调对皮痹发病季节要活看。"当秋之时，感于三气则为皮痹，益正言其时之所感者尔。固有非秋时而得之者，皮肤不营而为不仁，则其证然也。"

《圣济总录》所载"蒴藋蒸汤"极富创意，充分体现了古代医家的聪明智慧，它和现代的中药气雾经皮渗透疗法不谋而合，而且证实是行之有效的疗法。现代研究，药汽的温热刺激使皮肤温度升高，皮肤毛细血管扩张，促进血液及淋巴液的循环，促进新陈代谢，使周围组织营养得以改善，药汽的温热刺激还使毛孔开放，全身出汗，让体内"邪毒"随汗排出体外，既扶元固本又消除疲劳，给人以舒畅之感；同时又能刺激皮肤的神经末梢感受器，通过神经系统形成新的反射，从而破坏了原有的病理反射联系，达到治愈疾病的目的。药汽在由下至上循行的途径中，还同时渗透穴位、疏通经络（所谓"通则不痛，痛则不通"），故能益气养血，调节机体阴阳平衡。随着现代医药科技的发展，采用合适的汽疗设备，可使治疗过程成为"桑拿"一般的享受过程，有助于消除患者的紧张感、不适感，提高对药物治疗的接受度，从"心理"和"意识"的层面上调动患者"正气"的自主性抗病祛病能力。真正实现了"让

蒴藋蒸汤：由蒴藋根叶、菖蒲叶、桃叶皮枝、细糠、秫米组成。加水共煎至米熟为度，大盆器贮之，于盆上作小竹床子罩盆，人身坐床中，四面周围将席罩避风，身上以衣被盖覆，取汗。连续用3日。主治：皮虚，主大肠病，寒气关格，皮肤一切劳冷。《千金方衍义》释曰："蒴藋治寒痹拘急，菖蒲通利九窍，桃叶辟邪散血，糠米蒸发肉腠，共襄作汗之功也。"方中蒴藋又名接骨草、接骨木、落得打，有消肿作用。现代研究发现，兔外敷落得打醇糊剂未出现局部血管扩张现象。其煎剂对蟾蜍下肢血管的收缩作用不显著，较高浓度对离体兔耳血管有显著的收缩作用，其油膏剂在家兔及小鼠的实验中，均有轻度减少毛细血管通透性的作用。上述作用可能与其消肿的疗效有关。

良药不再苦口，让治疗成为享受"的梦想。

清·喻昌所著《医门法律》提出，皮痹不愈，日久发展为肺痹，则当以治肺为主。他从治疗皮痹的羌活汤主证"皮中状如虫行，腹胁胀满，大肠不利，语不出声"分析，是"皮痹不已，传入于肺"，肺与大肠相表里，肺气不宣，则大肠不利，故"制方当以清肺气为主"。这一治则是符合辨证论治精神的。

新中国成立以来，广大中西医工作者对皮痹开展了多方面的研究。从中医描述的主要证候来看，皮痹类似于现代医学的硬皮病。许多学者从《黄帝内经》"血凝于肤者为痹"的认识出发，从瘀血角度探讨皮痹的发病机制和治疗方法，取得了可喜的成绩。天津医学院附院皮肤科通过对 50 例系统性硬皮病患者甲皱微循环的观察发现，管襻数目减少，排列不整齐，清晰度差；变形管襻数目增多；管襻、动脉、静脉支的宽度均增加；血流速度减慢；46％有出血点，44％有红细胞聚集现象，说明硬皮病的基本病理在于血瘀。中国科学院活血化瘀研究协作组通过对硬皮病患者微循环的观察，认为微循环紊乱是硬皮病发病机制中的环节之一。硬皮病患者在发病前，大多有血管紊乱的表现。用电阻或容积描记法测试其中指血流图，可见到异常改变，说明微循环灌注不良。微循环是执行循环系统基本职能的最基层单位，是血液与组织细胞进行物质交换的场所，微循环的功能状态对维持组织细胞的新陈代谢及内环境的恒定有着密切关系。长期的微循环功能紊乱，

硬皮病现称系统性硬化症。临床上以局限性或弥漫性皮肤增厚和纤维化为特征，并累及心、肺、肾、消化道等内脏器官的结缔组织病。各年龄均可发病，但以 20—50 岁为发病高峰。女性发病率为男性的 3～4 倍。临床表现为硬皮、雷诺现象、关节痛和内脏损害。

**039**

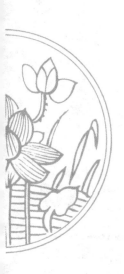

必然会影响组织细胞的代谢功能及其形态的变化。与中医所说的"瘀积既久，精血不能濡养肌肤，而致皮肤粗糙，甚至甲错"的病理进程是一致的。李氏等观察到，雷诺现象是硬皮病常见的症状（见《天津医药》1984年第8期）。在30例中，26例主诉有雷诺现象，如手指末端遇冷苍白、发凉、疼痛等，而且此症状与体征较其他症状与体征出现得早，是早期诊断硬皮病的重要线索。这与《素问·痹论》关于痹"在于皮则寒"的描述颇相符合。

许多单位运用活血化瘀法治疗硬皮病收到了较好的效果。中国医学科学院血液研究所自1960年开始按照活血化瘀治则用"605"中药方剂治疗硬皮病，在统计疗效的123例硬皮病中，显效53例（43.1%），有效67例（54.5%），无效3例（2.4%）。他们对疗效原理进行分析后认为，小血管的功能和形态改变是本病发病的中心环节之一，血管改变引起渗出性变化，可成为纤维增生和硬化的因素，胶原硬化源于血管改变，改善血液循环及结缔组织的代谢和功能可能是"605"疗效的主要作用环节。秦氏等在运用活血化瘀法治疗硬皮病的临床及其实验室研究中，通过病理形态学观察发现，治疗后皮肤组织学有明显恢复（见《中西医结合杂志》1981年第2期）。

以上研究表明，中医对皮痹的基本病理血瘀的认识以及采用活血化瘀治则治疗皮痹是正确的。中西医结合对硬皮病的研究，为皮痹的现代概念提供了科学的依据。

## 病因病理

引起皮痹的主要病因为外邪侵袭，皮络瘀闭。风寒湿邪多杂合而至，或寒湿或风湿，侵入皮之络脉，壅滞脉道，留而不去，皮络闭阻，气血津液不得营养于皮毛，滞而为痰为瘀，遂发为皮痹。内因在于阳气虚弱，卫外不固。禀赋不足，肾精亏虚；房事过度，耗精伤液或劳累过度或久病体虚，均可累及于肾，而尤以肾阳虚为著。卫气出下焦，肾气亏则卫气乏，开阖失司，卫外不固，易为邪气所伤。肾为一身阳气之根，肾虚往往累及于肺、脾，出现肺气、脾阳虚损之候，同时，肾受五脏六腑之精而藏之，肺、脾不足又可加重肾虚，形成恶性循环。

本病病位在皮，日久可有传肺、损胃肠、累心、病肾等多系统损害。其基本病理产物为痰、瘀，发病早期，皮肤肿胀，以痰为主。晚期则皮肤硬厚，瘀痰互结，以瘀为甚。风寒湿邪阻闭络脉，津液不通，聚而生痰，故皮肤肿胀；络脉瘀滞，气血不通，凝而生瘀。痰瘀互结，渐成湿痰死血，病变之皮肤硬厚，状如死肌。

本病病性多寒、多虚，标实本虚，大多数患者伴有雷诺现象，四末不温，指端冷痛、苍白，为阳气不达四末所致。皮络有血瘀痰凝之实，脏腑有阴损阳亏之虚，尤以肾阳虚为著。患者常有腰酸腿软、足腿疼痛、头晕耳鸣、四末不温、畏寒肢冷、阳痿遗精、性欲减退、月经错后、舌淡苔白、脉沉弱或细缓等一系列肾

《张氏医通》卷六："皮痹者，即寒痹也。邪在皮毛，瘾疹风疮，搔之不痛，初起皮中如虫行状。"多因脾肾阳虚，卫不能外固，风寒湿邪乘虚郁留，经络气血痹阻，营卫失调而成。

现代医学根据皮损的病理所见分为早期（炎症期）和晚期（硬化期）。在早期损害中，胶原纤维束肿胀和均一化。胶原纤维间和血管周围有以淋巴细胞为主的浸润，血管壁水肿，弹力纤维破碎。晚期真皮明显增厚，胶原纤维

束肥厚硬化，排列紧密，成纤维细胞减少。除血管周围外，炎性浸润几乎全部消失。真皮内小血管壁增厚和硬化，管腔缩小，甚至阻塞。皮脂腺萎缩，汗腺减少。脂肪层变薄，皮下组织内大小血管壁均显著增厚，管腔狭窄。系统性硬皮病，在肺、肾、心内膜、心包、浆膜、食管和肠黏膜等处均可发生相应的病理变化。与《素问·痹论》的"皮痹不已，复感于邪，内舍于肺"的认识相一致。

阳虚损、功能减退之象。

## 诊查要点

### 1. 辨皮损

皮痹根据皮肤硬化的表现即可确诊。局限性硬皮病常见的皮损有 3 种，即片状损害、带状损害、点状损害。片状损害：皮损呈圆形、长圆形或不规则形，初起为淡红或紫红色，以后渐转成淡黄色。皮损处无汗无毛，逐渐变硬，以躯干为多见。带状损害：皮损部明显凹陷，沿肢体或肋间呈带状分布。点状损害：多见于颈、胸、肩、背等处，皮损为发硬的小斑点，表面光滑发亮。

系统性硬皮病皮损范围较大。从手、足和面部开始，逐渐向上肢、肩、颈等处蔓延者称为"肢端硬皮病"；由躯干部发病，渐向周围扩展者称为"弥漫性硬皮病"。皮损变化据病程演变可分为水肿、硬化和萎缩三期。水肿期，皮肤紧张变厚，皱纹消失，肤色苍白或淡黄，呈非凹陷性水肿。硬化期，皮肤变硬，不能用手捏起，呈蜡样光泽。手指受累，则屈伸不利，甚或完全僵硬、变短或变形；面部受累，则张口及眼睑张闭困难，表情呆板固定；胸前皮肤受累，则限制呼吸，有紧束之感。萎缩期，皮损萎缩，薄如羊皮纸样、木板样硬片。

### 2. 辨痰瘀

皮痹初期，皮损肿胀，呈非凹陷性水肿时，以痰为主，治当行皮里膜外之痰，兼以祛瘀；后期，皮硬如革，状若死肌，以瘀为主，治当

活血化瘀，兼以祛痰。

### 3. 辨脏腑

皮痹不已，内传脏腑，当辨其何脏何腑。系统性硬皮病常累及肺、心、肾、消化道。累及于肺，可见呼吸困难、咳嗽咳痰、胸闷气短等症。X线可见广泛性肺间质纤维化及囊性病变，肺功能测定见肺活量降低。

累及心，可见心悸心慌、胸闷气急、动则加剧，脉或结或代，严重者出现口唇发绀，喘闷气憋、痰中带血，肝大、浮肿等左、右心功能不全的征象。心电图检查常见期前收缩、传导阻滞、电轴左偏或低电压。X线可见心影扩大或左室肥大。

累及肾，常见腰酸腿软、足跟疼痛、头晕耳鸣、四末不温、畏寒肢冷、性欲淡漠、阳痿遗精、经期错后、舌淡苔白、脉沉细弱等肾阳虚症状。

累及消化道，则有吞咽困难，恶心呕吐、胸闷灼痛、腹胀腹痛、食欲不振等症。X线检查可见食管、胃、肠蠕动减弱或消失，以及弥漫性扩张和排空延迟等。

受累之脏器，可见一脏单独受累，也可几脏同时受累，宜据证而辨。

## 辨证论治

### 1. 风寒闭络

[主证] 皮肤肿胀，颜色苍白，皮温较低，畏寒肢冷，项背不舒，可伴有肌肉、关节疼痛，舌淡苔白，脉紧涩。此型多见于皮痹初起。

西医诊断提示：本病根据皮肤硬化改变即可确诊。此外，感觉时值测定，组织病理检查以及血沉，狼疮细胞，抗核抗体，血清蛋白，尿17-酮、17-羟，尿肌酸等检查均可作诊断参考。

风寒入客皮络，腠理闭塞，脉络不畅，津液积聚而为肿，气血不通而为痛，阳气不达则畏寒肢冷、皮温较低。

［治则］祛风散寒、活血通络。

［方剂］麻黄附子细辛汤（《伤寒论》）加味。

［处方］炙麻黄6克，川桂枝9克，羌活、独活各12克，五加皮12克，海桐皮12克，鸡血藤12克，活血藤12克，川芎6克，全当归9克，淡附片（先煎）6克，北细辛3克。

［用法］水煎服。

［方义］方中麻黄、桂枝、羌活、独活、五加皮、海桐皮祛风散寒除湿，附片、细辛助阳解表、温通阳气，鸡血藤、大血藤、川芎、当归活血通络。五加皮、海桐皮尚可以皮行皮。

［加减］颈项强痛较重加葛根25克，关节、肌肉冷痛加制川乌、制草乌各3克，皮损在下肢加川牛膝9克，宣木瓜9克，肢冷畏寒不甚者去附片。

2. 痰湿阻络

［主证］皮肤肿胀，紧张变厚，按之较硬，皱纹消失，伴头身沉重，躯体转侧不利，食纳不香，少动懒言，或脘腹胀满，大便不爽，舌胖大或有齿痕，苔厚白腻，脉弦滑或沉缓。

［治则］化痰除湿、活血通络。

［方剂］苓桂术甘汤（《伤寒论》）加味。

［处方］云茯苓15克，川桂枝9克，生薏苡仁、炒薏苡仁各15克，五加皮9克，刺猬皮6克，宣木瓜9克，芥子6克，露蜂房6克，丝瓜络12克，炒白术9克，莱菔子9克，广木香9克。

［用法］水煎服。

邪闭皮络，津液不通，聚而成痰，痰湿壅滞，不得排泄，使皮肤肿胀变厚，皮纹消失，脉络不通，血瘀气滞，瘀血与痰湿相搏，使皮肤渐硬；痰湿困脾，运化失司，则脘腹胀满，大肠不利，湿阻清阳，则头沉身重，少动懒言，转侧不利。舌脉均为痰湿之象。

[方义] 茯苓、炒薏苡仁、白术健脾化痰；芥子、丝瓜络行痰通络；生薏苡仁、五加皮、宣木瓜祛湿舒筋；川桂枝、露蜂房、刺猬皮通经活络；莱菔子、广木香利气宽肠。痰湿得行，皮络得通，则肿胀自消。

[加减] 皮肤硬厚，瘀象较重，加炙鳖甲 12克，昆布 12 克，海藻 12 克以软坚化痰；舌苔黄腻，小溲黄赤，大便黏滞，加全瓜蒌 12 克，黄芩、黄柏各 9 克；腰膝冷痛酸胀，四末欠温，舌淡苔白腻，加羌活、独活各 9 克，淡附片 6克；病在下半身，减桂枝，加川牛膝、独活各 9克，指端溃疡疼痛加片姜黄 9 克，乳香、没药各 9 克。

[外治] 软皮化痰熥药方

组成：透骨草 25 克，芥子 15 克，香白芷15 克，浙贝母 15 克，海藻 20 克，昆布 20 克，炙鳖甲 15 克，炙山甲 15 克，独活 15 克，红花30 克，花椒 15 克，川芎 15 克，露蜂房 15 克，冰片 6 克，皂角刺 15 克。

制法：上药共研粗末，以白酒 500 克，细食盐 15 克，混合搅拌均匀，装入细纱布袋中。

用法：用时蒸药袋 45 分钟，取出后用干毛巾垫上熥（热敷）于硬化皮肤处，以不烫坏皮肤为度，每次半小时，每日 2 次。一个药袋可连用 10 天。

3. 气虚血滞

[主证] 皮肤板硬，肌肉萎缩，肌肤甲错，皮骨相贴，捏之不起，皮色呈褐色或黑褐色，伴口眼干涩，形体羸瘦，面色萎黄或晦滞，舌

皮痹日久，气血亏耗，肌肤失养，故肌肉萎缩，皮骨相贴，形体羸瘦，面

色晦滞；瘀血未除，皮络未通，湿痰死血，凝成硬块，而致肌肤甲错，皮色变褐。此时虽有血瘀之实，然气血之虚亦不容忽视，愈瘀愈虚，愈虚愈瘀，故治之宜虚实兼顾。

质瘦薄或有瘀斑，苔少，脉沉细涩。

［治则］益气养血、活血化瘀通络。

［方剂］桃红四物汤（《医宗金鉴》）加减。

［处方］炙黄芪 15 克，潞党参 12 克，全当归 12 克，川芎 6 克，紫丹参 12 克，生地黄、熟地黄各 9 克，桃仁 6 克，红花 6 克，刺猬皮 9 克，露蜂房 9 克，干地龙 9 克，鸡血藤、大血藤各 9 克。

［用法］水煎服。

［方义］黄芪、党参益气健脾；当归、川芎、丹参、鸡血藤、大血藤养血活血，祛瘀生新；桃仁、红花、露蜂房、干地龙化瘀通络；刺猬皮以皮行皮；生地黄、熟地黄并用，养阴生津。本方标本并治，以养为主，以通为辅，扶正不留瘀，化瘀不伤正。

［加减］面色黧黑，舌有瘀斑，可并用大黄蟅虫丸，关节疼痛，可加用大活络丹；若舌质瘦薄偏红，加地骨皮 15 克，重用生地黄至 30 克。

### 4. 肾阳虚弱

禀赋素弱或过劳伤肾，卫气不足，感受风寒湿邪而成皮痹，或皮痹日久，累及于肾，均可出现肾阳虚损之候。肾为一身阳气之根，阳气不达四末则畏寒肢冷；腰为肾之府，膝为筋之府，肾阳虚则生内寒，故腰膝冷痛，女子

［主证］皮肤发硬紧张，形如蜡样，光滑觉冷，颜色黑褐，伴有腰膝冷痛，四末不温，足跟疼痛，毛发脱落，牙齿松动，头晕耳鸣，性欲淡漠，男子阳痿遗精，女子月经愆期，舌淡嫩，苔白，脉细弱或沉缓。

［治则］温肾壮阳、活血化瘀通络。

［方剂］右归饮（《景岳全书》）加减。

［处方］淡附片（先煎）9 克，上肉桂 5 克，淫羊藿 9 克，鹿角胶 15 克，金狗脊 15 克，巴戟

天 12 克，熟地黄 25 克，山茱萸 15 克，炒杜仲 12 克，刺猬皮 6 克。

[用法] 水煎服。另用广地龙 12 克，蜣螂虫 12 克，地鳖虫 12 克，乌梢蛇 9 克，共研末混匀，每次随汤送服 3 克。

[方义] 附片、肉桂、淫羊藿、鹿角胶、巴戟天温肾壮阳，直补命门之火；熟地黄、山茱萸滋肾补虚，阴生则阳长；狗脊、杜仲强腰止痛；刺猬皮行皮通络，地龙、蜣螂虫、地鳖虫、乌梢蛇化瘀通络。

[加减] 大便溏薄加补骨脂 9 克，肉豆蔻 9 克，五味子 6 克；阳痿遗精加鹿鞭 30 克（研末，每服 1.5 克），阳起石 20 克；心悸气短加党参、茯神、柏子仁各 9 克。

以上各型，若见明显的因肺、心、消化道等受累出现的症状，则宜权衡标本缓急，随证治之。

若见吞咽困难、恶心呕吐、胸闷不舒、脘腹胀满、食欲不振、噫气频频，可用旋覆代赭汤加减；若吞酸嗳腐、胁肋胀痛，用左金丸加味；若胸骨后灼痛、吞咽疼痛、口燥咽干，舌红苔少，用沙参麦冬饮加减。

若见咳嗽咳痰、胸闷气憋、呼吸困难、舌淡苔白腻、脉弦滑，用导痰汤加减；若肾不纳气、呼多吸少、动则喘甚，咳痰不多、脉沉细，用人参蛤蚧散加减。

若心悸心慌、动则悸甚、气短乏力、脉律不整、或结或代，用炙甘草汤加减；若口唇发绀、心胸憋闷、心区疼痛、舌淡紫或有瘀斑、

月经愆期；肾阳虚则功能减退，精关不固，出现性欲淡漠，阳痿遗精。肾主骨生髓通于脑，"皮毛生肾"，肾虚则毛发脱，牙齿动，头晕耳鸣。足跟为肾经所过，肾虚则足跟痛。

当脏腑证候明显，病情急重时，宜先治脏腑。若脏腑证候来势较缓，可内外并治。并治时，可以治皮痹方与治脏腑方早晚交替服用，如早服治皮痹方，晚服治脏腑方。若无明显脏腑证候，可单治皮痹。此即所谓"间者并行、甚者独行"之意。

脉沉涩，属胸阳不足、气血瘀阻，用瓜蒌薤白白酒汤加味；若心悸气短、咳嗽咳痰、痰中带血、喘息憋闷，用苏子降气汤加减。

## 专病治疗

1. 丁济南乌头桂枝为主治硬皮病方

组成：制川乌、制草乌、桂枝、汉防己、全当归、桑寄生、川牛膝、玄参各 9 克，羌活、独活各 4.5 克，秦艽、炒防风各 6 克，伸筋草、连翘、生黄芪各 12 克，芥子 1.5 克。

功效：祛风散寒，温经助阳，益气和络。

主治：硬皮病。

用法：水煎服。

加减：雷诺征明显者减玄参，加熟附子、丹参、泽兰、漏芦；肌肉关节酸痛麻者加泽兰、丹参、白薇、贯众；咳嗽加麻黄、前胡、桔梗；尿蛋白阳性加白术、黑料豆、玉米须、薏苡仁根；肝脏损害加黄芩、香附、牡丹皮。〔史宇广，单书健. 当代名医临证精华·皮肤病专辑. 北京：中医古籍出版社，1992：164〕

2. 赵炳南治硬皮病经验方

组成：怀山药 30 克，生黄芪 30 克，茯苓 12 克，鸡血藤 30 克，伸筋草 30 克，全瓜蒌 15 克，浙贝母 9 克，芥子 15 克，鬼箭羽 30 克，刘寄奴 9 克，莪术 9 克，三棱 9 克，徐长卿 9 克。

加减：肾阳不足加肉桂 3～6 克，熟附子 6 克，炮姜 9 克，鹿角胶 9 克，淫羊藿 6～9 克。对皮肤局部硬化可用浸浴，药用：伸筋草 30～

丁济南老中医系清代名医丁甘仁之孙，孟河名医。业医五十余年，学验俱富，尤对结缔组织病的辨证治疗有独特之处。丁老根据祖传师授及本人经验，从痹论治硬皮病、红斑狼疮等，治以温阳祛风通络法为主，愈病者众。

赵炳南（1899－1984），著名中医皮外科专家。赵炳南对皮肤病的治疗，始终强调中医整体观。他生前经常讲："作为一名皮肤科医

60 克，透骨草 15～30 克，艾叶 15～30 克，刘寄奴 9～15 克，自然铜 30 克，水煎湿敷或浸浴局部。

功效：健脾助阳，温经通络，佐以软坚。

主治：硬皮病（皮痹疽）。

用法：取水 2500～5000 毫升，煎 20 分钟后浸浴。或用虎骨酒局部按摩，或用脱色拔膏外贴。[史宇广，单书健. 当代名医临证精华·皮肤病专辑. 北京：中医古籍出版社，1992.]

按：硬皮病多为脾肾阳虚，卫外不固，腠理不密，风寒之邪乘隙外侵，阻于皮肤肌肉，以致经络阻隔，气血凝滞，营卫不和而痹塞不通。故称之谓"皮痹疽"。脾主肌肉，主运化水谷之精微，以营养肌肉四肢；若脾运失职，则肌肉失养，卫外不固，腠理不密，则易感外邪而得病。故本病的治疗，当以健脾助阳，温经通络，佐以软坚法。

## 其他疗法

1. 外煽法

外敷软皮化痰煽药方（方见上文"痰湿阻络"型），各型均可酌用。

2. 外涂法

红灵酒（经验方）：生当归 60 克（切片），杜红花 30 克，花椒 30 克，肉桂 60 克（薄片），樟脑 15 克，细辛 15 克（研细末），干姜 30 克（切碎片）。上药用 50％乙醇 1000 毫升，浸泡 7 天备用。用法：搽擦患处，每次 10 分钟，每日 2 次。

生，一定要牢记皮肤病多是形于外而发于内的。"因此，他非常重视对脏腑的辨证。在诸多皮肤病的致病因素中，对湿邪与热邪尤为重视。他认为，治湿是治疗多种皮肤病的根本，治热则是治疗皮肤病的关键。

3. 外敷法

回阳玉龙膏（《外科正宗》卷一方）：炒草乌、煨干姜各 90 克，炒赤芍、白芷、煨天南星各 30 克，肉桂 15 克。共研细末。用法：以黄蜡 240 克，加入上药 90 克，隔水炖温，调匀，敷贴患处，上药 1 剂，可连续使用 2 周。

4. 注射剂

丹参注射液对皮肤硬化、张口和吞咽困难、色素沉着、关节僵硬和疼痛以及雷诺现象等有一定效果，但有出血倾向或肾功能不良者不宜采用。

丹参注射液 8～16 毫升（每毫升相当于原生药 2 克），加入低分子右旋糖酐 500 毫升静脉滴注，每日 1 次，10～20 次为一疗程，连续或间歇应用。有出血倾向或肾功能不良者不宜采用。

5. 苦参酒

苦参 500 克，露蜂房 50 克，刺猬皮（酥炙）一具。共研粗末，用水 3000 毫升，煎汤至 1000 毫升，去渣，浸细曲 500 克，炊黍米 3000 克，拌如常酿法，酒熟，压去糟，每于食前，温饮一小盏。（《医宗金鉴》方）

6. 丸剂、片剂

积雪苷为中药积雪草中提取的一种有效成分，实验证明能抑制成纤维细胞的活性，软化结缔组织。

①积雪苷片（积雪草提取物）。54～72 毫克/日，分 3 次口服，疗程为 6 个月至 1 年。上海虹口区新港地区医院用积雪苷片治疗硬皮病 100 例（系统性 45 例、局限性 55 例），结果系统性硬皮病总有效率为 77.8%，其中显效 24.5%；局限性硬皮病总有效率为 85.5%，其中显效 40%。所以研究者认为积雪苷片具有清热解毒、活血化瘀的功能。

②十全大补丸。每日服 3 次，每次 6 克。舒

筋活血片每日服 3 次,每次 5 片。

③健身全鹿丸。每日服 3 次,每次 6 克。小活络片每日服 3 次,每次 2 片。

## 肌痹证治

肌痹证为五体痹证之一。凡风、寒、湿、热、毒等邪浸淫肌肤,消烁肌肉,阻闭经脉,气血瘀滞,出现一处或多处肌肉疼痛、麻木不仁,甚至肌肉萎缩、手足不遂者谓之肌痹证。

肌痹,亦称肉痹。《黄帝内经》对肌痹的病因、病位、病证及发展趋势等都有较深刻的认识。肌痹的形成,外因责之风寒湿。"风寒湿三气杂至,合而为痹也。……以至阴遇此者为肌痹。"内因责之荣卫虚。"人之肉苛者,虽近衣絮,犹尚苛也,是谓何疾?岐伯曰:荣气虚,卫气实也。荣气虚则不仁,卫气虚则不用,荣卫俱虚则不仁且不用,肉如故也。人身与志不相有曰死。"肉苛即肌肉麻木不仁之证,实际上是肌痹的典型症状之一。〔王冰注:"苛谓尪重","尪(wāng),痹也。"〕肉苛重者可出现"人身与志不相有"之症。王冰注曰:"身用志不应,志为身不亲,两者似不相有也。"就是说来自形体的刺激(感受器),意志(中枢神经)不能做出反应;同样,意志(中枢神经)也不能支配形体的活动(效应器)。前者表现为肌肉麻木不仁,后者表现为手足不遂。除此以外,肌痹还有一个主要症状,即肌肉疼痛。《素问·长刺节论》说:"病在肌肤,肌肤尽痛,名曰肌

荣气虚,卫气实也:丹波元简云:"下文云营气虚则不仁,卫气虚则不用,营卫俱虚则不仁且不用。则此七字不相冒,恐是衍文。"

痹。"若肌痹日久不愈，反复感邪，则可向内脏发展，出现脏器受累的表现。"肌痹不已，复感于邪，内舍于脾"，"脾痹者，四肢懈堕，发咳呕汁，上为大塞。"

《中藏经》进一步阐明了脾虚与肉痹发病之间的关系。"肉痹者，饮食不节，膏粱肥美之所为也。……肉痹之状，其先能食而不能充悦，四肢缓而不收持者是也。"所谓不能充悦，是说脾气虚，精微不能营养肌肉，肌肉不丰满、不充实。这里特别强调了内因在肌痹发病中的重要作用。饮食不节，或暴饮暴食，或寒温不适，或膏粱厚味，均可损伤脾胃，水湿不运，积而湿热内生，流溢肌肤，若感受外邪，则外内相合，浸淫肌肉，阻闭气血而发肉痹。

巢氏《诸病源候论》详细分析了肌痹主要症状产生的病理机制。"人腠理虚者则由风湿气伤之。搏于血气，血气不行，则不宣，真邪相击，在于肌肉之间，故其肌肤尽痛。然诸阳之经，宣行阳气，通于身体，风湿之气，客在肌肤，初始为痹。若伤诸阳之经，阳气行则迟缓，而机关弛纵，筋脉不收摄，故风湿痹而复身体手足不遂也。"这里指出肌痹的初期和后期主证、病情有所不同。初期邪客肌肤，疼痛明显，以瘀为主，病性偏实；后期邪伤阳气，手足不遂，以虚为主。提示我们对肌痹不同阶段的治疗要有所侧重。

宋代《圣济总录》收载肌痹方4首，肉苛方10首。为肌痹的分型辨治打下了基础。其方有的取自《千金方》，如麻黄汤方、西州续命汤

王清任治半身不遂，重视阳气，立补阳还五汤，其理论基础盖源于此。

肌痹方4首分别为天麻丸方、麻黄汤方、西州续命汤方和细辛汤方。肉苛

方等，但药味略有增减。

清·张璐所作《张氏医通》认为："肌痹者即著痹湿痹也。留而不移。汗出，四肢痿弱，皮肤麻木不仁，精神昏塞。"并提出"痹在肌肉，神效黄芪汤（治气虚耳目不明。黄芪2钱，人参、甘草各1钱，白芍1钱，蔓荆子2分，橘皮5分）。"认识到肌痹初期虽类湿痹著痹，但后期必损阳气，故用治气虚耳目不明的神效黄芪汤主之。

新中国成立以来，许多中西医工作者对肌痹的实质及治疗进行了探索。根据《黄帝内经》及历代医家对肌痹证候的描述，现多认为与现代医学的多发性肌炎、皮肌炎相似。袁氏从中医学角度将皮肌炎（肌痹）的病因病机归纳为：营卫不固、风寒湿浸→脾肺受邪→痹瘀化热→皮红肌痛→气虚血亏（见《医学研究通讯》1978年第10期）。

在治疗上，由过去在使用西药皮质激素和免疫抑制剂基础上加用中药，到近年单独使用中药，由过去多为个例病案报道到近年来系统观察，对疗效进行统计学分析及对治疗机制的探讨，说明研究的不断深入和中医疗效的不断提高。如单氏等对50例皮肌炎分别采用5种药物治疗：①雷公藤；②活血糖浆；③丹参注射液；④活血补气复方；⑤雷公藤加活血补气复方。总有效率达84%（见《中医杂志》1985年第1期）。这些患者，除症状和体征均有不同程度的改善，皮损及内脏损害亦有不同程度好转外，血、尿常规，血沉，内脏功能，血清酶，

方十首包括：白僵蚕丸方、苦参丸方、羌活散方、白花蛇丸方、牛膝天麻丸方、升麻汤方、独活酒方、防风酒方、五味子酒方、前胡膏方等。

近几年来，雷公藤用于皮肌炎治疗有可喜的苗头，各地报道均取得了较好的效果。它具有清热解毒、消肿止痛、抑制免疫反应、提高机体的免疫功能以及类以皮质激素的抗炎作用等功能，具有进一步研究的价值，目前已有片剂、酒剂、糖浆制剂等多种剂型应用于临床。

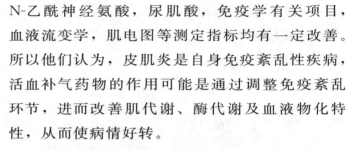

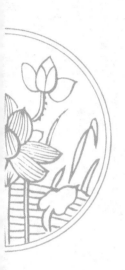

N-乙酰神经氨酸，尿肌酸，免疫学有关项目，血液流变学，肌电图等测定指标均有一定改善。所以他们认为，皮肌炎是自身免疫紊乱性疾病，活血补气药物的作用可能是通过调整免疫紊乱环节，进而改善肌代谢、酶代谢及血液物化特性，从而使病情好转。

关于肌痹与脾痹在病程发展上的联系，现代医学的许多研究资料也给予了佐证。杨氏统计的 55 例皮肌炎中，步行困难 36 例（65.4%），上肢上举困难 24 例（43.6%），咽下困难 29 例（52.7%），瘫痪 7 例（12.7%）（见《中华皮肤科杂志》1984 年第 11 期）。袁氏观察的 57 例中，吞咽困难共 35 例（61%），这主要是由于咽喉部及食管的肌肉病变所致（见《中华消化杂志》1983 年第 4 期）。说明中医认为肌痹不已，可发展为脾痹，出现"四肢懈堕，发咳呕汁，上为大塞"等症状是符合实际情况的。

## 病因病理

脾胃虚弱是肌痹发生的内在条件之一。脾胃为气血生化之源，充养肌肉、腠理，同时，脾胃为正常水液代谢的枢纽。若饮食不节、生冷不忌、饥饱无度，损伤脾胃；过食膏粱厚味，脾胃呆滞；忧思过重，或过度劳累，耗伤脾气等均可致脾胃虚弱。脾胃虚则气血亏，气血亏则荣卫弱；脾气不能充养四肢肌肉，则腠理疏松，卫外能力减弱。此时若感受外邪则发为肌痹。同时，脾胃虚则水湿不运、湿痰内生，流注肌肤，与外邪相合，阻滞经络，使肌痹加重。

热毒侵肌也是一个重要的病因。发病较急，往往开始即表现为热毒炽盛之候。此多由于素嗜辛辣或膏粱厚味，脾胃积热；或小儿阳盛之躯，感受风温热毒，蕴阻肌肤而成。风寒湿邪与体内痰湿相搏，日久蕴积化热，亦可表现为热毒炽盛。

再就是风寒湿邪阻闭肌络。脾胃虚弱，卫外不固，风寒湿邪侵犯肌肤，阻闭气血，肌络壅滞不通，发为肌痹。此型多表现为慢性病程。寒湿化热，亦可转为湿热或热毒；日久不愈，可有传脾、累心、及肾、病肺之变。

肌痹的外因是风寒湿邪（包括热毒）痹阻脉络、肌腠。内因是脾虚，气血不足，不能荣养肌腠，是一个虚实夹杂性病理机制。

本病病位在肌、皮。多发性肌炎，病变主要在肌肉，皮肌炎则皮肌并损。病理性质早期多实，晚期多虚。风、寒、湿、热、毒之邪侵犯肌络，或寒瘀，或湿瘀，或热瘀，导致气血不通，不通则痛。热毒所致者多红肿热痛，寒湿所致者多酸胀冷痛，风气盛者可游走窜痛。无论热毒、寒湿或湿热之邪，久羁不去，耗伤气血，均可导致病情由实转虚。亦有发病迟缓，开始即表现为虚损者。

脾、心、肾、肺等受累可有相应的病理改变。如脾阳虚弱，运化失司，出现脘腹胀满、便溏等；心血不足，心阳受损出现心悸气短、胸痛背寒等；肾阳不足，精血匮乏，出现腰膝酸痛、耳鸣头晕、性欲减退、肢冷畏寒等；肺气不足，出现气短懒言、咳嗽气喘等。

现代医学病理所见，多发性肌炎、皮肌炎的肌肉变化，为肌纤维变性、萎缩和间质内的炎性病变。横纹肌早期可出现不同程度的变性、肌束间水肿，晚期肌束萎缩和硬化。皮肤变化表现为早期表皮萎缩，基底细胞液化变性，真皮内高度水肿、血管扩张，周围有散在的炎性细胞浸润和透明蛋白以及类纤维蛋白沉积物。晚期，真皮胶原纤维增生、均质化、硬化、血管壁增厚等。

## 诊查要点

1. 辨肌痹之寒热虚实、急缓善恶

一般说来，肌痹初期多实，后期多虚，但

往往虚实并见，此时要分辨寒热孰轻孰重，虚实孰主孰从。

热毒炽盛、气血两燔者多见于儿童。其发病急骤，可见寒战高热、口渴咽干、呼吸急促、肌肉痛甚、便结溲赤等肺胃热毒炽盛之象，甚至出现神昏谵语、躁动不安、舌质红绛等热入营血之候。此时以实为主，证情急重，若不及时治疗，常可侵犯呼吸肌、心肌以及咽喉、食管等肌肉而在数周内死亡。

风寒湿邪阻闭肌络者，发病一般较缓，多见于女性，发病年龄多在 40—60 岁。发病时，以四肢近端肌肉先受累，继而累及其他肌肉。其肌肉疼痛、压痛较轻，肌力明显减退，患肢痿软或抬臂困难，握力减低，或步履障碍，下肢瘫痪，渐呈肌肉萎缩。身热不甚，汗多，微恶风寒。舌质淡白，边有齿痕，苔白或腻，脉沉细或濡缓。10 岁以上者，多并发恶性肿瘤（可达 52%），预后差。此种类型多虚实并见，既有肌络不通之实，又有脾肾阳虚或心脾两虚之候，治之宜虚实两顾。

2. 辨肌痹、肉痿、脚气、中风后遗症

肌痹病情较为复杂，往往与肉痿、脚气、中风后遗症有相似之处，故辨当细心。

（1）似痿非痿。痿证多由内伤，肌痹必由外感；痿多无痛，肌痹多有疼痛；痿多起于下肢，肌痹起于四肢近端大肌肉；痿证的肌无力、肌萎缩较重，肌痹则较轻。

（2）似脚气非脚气。脚气必由脚起，渐及于上，肌痹发病多在四肢近端大肌肉；脚气发

一般来说，肌痹初期多实，后期多虚，但往往多虚实并见。临诊时要辨寒热风湿孰轻孰重，虚实孰主孰从，诊断要抓住肌痛、肌无力、肌萎缩三个主症。

展迅速，内攻脏腑，病多危重，肌痹则相对较缓；脚气预后较差，肌痹除并发肿瘤外，一般预后较好。

（3）似中风非中风。中风多由肝肾不足、阴虚火旺、风火相扇，或怒伤肝、气逆血菀，或风痰上扰、痰阻清窍所成，肌痹则由外感风寒湿热毒邪所致；虽均可有手足不遂之症，但中风多突然发生，伴有口眼㖞斜、舌强言謇，肌痹多缓慢发生，逐渐加重，不伴有口眼㖞斜、舌强言謇等症。

肌痹临床上的主要诊断依据是：眼睑部的淡紫红色水肿性斑片，肌肉无力、自发痛和压痛。确定诊断需借助肌肉活检。此外，白细胞增多，血沉加快，血清白蛋白减少，$\alpha_2$ 和 $\gamma$ 球蛋白增加，血清谷草转氨酶、谷丙转氨酶、乳酸脱氢酶、醛缩酶、肌酸磷酸激酶等显著增加，红斑性狼疮细胞、类风湿因子、抗核抗体有时呈阳性，24 小时尿肌酸明显升高、尿中肌酐量减少，以及肌电图呈"肌源性萎缩相"等均可作诊断参考。

参考西医学实验室检查、肌肉活检、肌电图和血清酶，尤其是肌酸磷酸激酶（CPK）为必要检查项目。其中肌肉活检出现本病特异变化是最直接的诊断依据。

## 辨证论治

1. 热毒型

［主证］肌肉剧痛，手不可触，可见全身皮肤散在性红斑，眼睑及面部尤甚，红斑色泽鲜红，高热口渴，喜凉饮，心烦躁动，甚则神昏谵语，口苦咽干，大便燥结，小溲黄赤，舌质红或绛，苔黄干，脉洪大滑数。

［治则］清热解毒、凉血化瘀通络。

素蕴肺胃之热，感受风温热毒，内外相会，气血两燔。血热妄行，阳络伤则血外溢，见全身皮肤散在红斑；热毒灼伤肌络，壅滞血脉，故肌痛；肺

胃热蒸，耗伤津液故口渴咽干、便结溲黄；热犯心包，扰动心神，故烦躁不宁、神昏谵语。舌脉均为热毒之象。

［方剂］犀角地黄汤（《备急千金要方》）加味。

［处方］犀牛角 0.3 克，鲜生地黄 50 克，赤芍、白芍各 15 克，牡丹皮 20 克，土茯苓 50 克，土牛膝 15 克，板蓝根 30 克，干地龙 15 克，生甘草 9 克，生大黄（后下）6 克。

注：本方中犀牛角水磨汁冲服，现已列为禁用之品。临床上多以水牛角 15 克代替，打碎先煎。

［方义］水牛角、土茯苓、土牛膝、板蓝根、生甘草清热解毒，赤芍、白芍、牡丹皮、地龙凉血活血通络，生地黄凉血滋阴除痹，生大黄逐泻肺胃之热。其中生地黄及土茯苓用量宜大，热毒炽盛阴伤较重者，生地黄可用至 100 克，土茯苓可用至 100 克。

［加减］肺胃热盛而毒血症状不明显者，可减犀牛角、牡丹皮，加生石膏（打碎先煎）50 克，肥知母 15 克，山栀子 15 克，神昏谵语者，可加服安宫牛黄丸；口渴咽干较甚加肥玉竹、北沙参各 15 克，便结不下、津枯液亏者，加全瓜蒌（打）15 克，火麻仁 9 克。

2. 湿热型

湿邪黏腻重浊，壅滞经络肌肉则肌肉肿胀、酸痛，肢体困重，抬举无力；湿热相搏，热邪不能外散，湿邪缠绵，故身热不扬，汗出黏滞；湿困脾阳，故食欲不振，胸脘

［主证］肌肉酸痛、肿胀，四肢沉重，患肢抬举无力，身热不扬，汗出黏滞，食欲不振，胸脘痞闷，面色萎黄，大便不畅，小便黄少，舌红苔白厚腻或黄腻，脉濡数或滑数。

［治则］清热除湿、舒筋通络。

［方剂］二妙散（《丹溪心法》）加味。

［处方］黄柏 9 克，苍术、白术各 9 克，威

灵仙 15 克，川萆薢 12 克，生薏苡仁 50 克，羌活、独活各 12 克，苦参 15 克，五加皮 9 克，土茯苓 30 克，生甘草 6 克，炙马钱子粉 0.6 克（随汤送服）。

［用法］水煎服。

［方义］黄柏、土茯苓、苦参清热除湿；苍术、威灵仙、萆薢、生薏苡仁、羌活、独活、五加皮除肌肉之湿，通利肌络；炙马钱子粉解肌止痛；生甘草监制马钱子之毒性，并能清热解毒，调和诸药。

［加减］热重于湿加土牛膝 25 克，土茯苓用至 50 克；湿重于热，脘腹胀闷，恶心呕吐，加藿香梗 15 克，半夏 6 克，陈皮 9 克，关节痛加乳香、没药各 9 克。

［善后方］三子疏肌除痹丸（自拟）。服上方，病情缓解后，可改用三子疏肌除痹丸以巩固疗效。

组成：天仙子 30 克，苍耳子 30 克，炙马钱子（和等量麻黄同煎后弃麻黄）15 克，鸡血藤、大血藤各 50 克，炙乳香、炙没药各 30 克，葛根 50 克，薏苡仁 50 克，香白芷 50 克，生甘草 40 克。

制法：上药共研细末。另以细生地 100 克、羌活、独活各 30 克、土茯苓 100 克，当归 30 克煎成浓汁，兑适量蜂蜜，泛丸，每丸重 3 克。

服法：每日早、晚各服 2 丸。

3. 寒湿型

［主证］肌肉酸胀、疼痛，麻木不仁，皮损暗红，四肢痿弱无力，每遇冷时肢端发凉疼痛，

痞闷，湿热上蒸，面色萎黄，舌苔厚腻，湿热下注，大便不畅，小便黄少。

寒凝气血，湿阻脉络，故肌肉酸胀，

疼痛，麻木不仁，皮损暗红，寒湿郁遏阳气，阳郁不达四末，故肢冷节痛；寒湿困脾，中州不振，精微不布，故四肢痿弱无力；寒湿阻滞脉道，故脉沉细或濡缓，气血不荣，则面白唇淡。

伴畏寒肢冷，关节疼痛，面白唇淡，舌淡苔白腻，或有齿痕，脉沉细或濡缓。

［治则］散寒化湿、解肌通络。

［方剂］温经解肌汤（自拟方）。

［处方］葛根 30 克，香白芷 6 克，制川乌、制草乌（先煎）各 6 克，生薏苡仁、炒薏苡仁各 20 克，白茯苓 15 克，五加皮 9 克，宣木瓜 9 克，川桂枝 9 克，路路通 9 克，炙马钱子粉 0.6 克（随汤送服）。

［用法］水煎服。

［方义］葛根、白芷解肌疏表，川乌、草乌、马钱子散寒定痛，薏苡仁、茯苓、五加皮、宣木瓜渗利水湿，健脾扶中，桂枝、路路通疏络通经。

［加减］肌肉萎缩加党参 9 克，炙黄芪 15 克，熟地黄 15 克；吞咽不利，食后泛恶加姜半夏 6 克，莱菔子 9 克，苏梗 9 克。

亦可服用药酒：粉葛根 50 克，香白芷 20 克，炙乳香、炙没药各 9 克，制川乌、制草乌各 6 克，白花蛇 1 条，放入 500 克白酒（或黄酒）内，浸泡 5 天后服用，每次 15 克，每日 1 次。

4. 脾肾两虚型

［主证］肌肉麻木不仁、松弛无力、萎缩，四肢怠惰。伴有面色萎黄或㿠白，身体消瘦，脘腹微胀，纳呆不香，便溏，吞咽困难，毛发稀疏，畏寒肢凉，舌淡苔白，脉沉迟弱。

［治则］温肾补脾、益气养血。

［方剂］生肌养荣汤（自拟方）。

此型多见于肌痹后期，日久不愈，累及脾肾。脾主四肢，肾为作强之官，脾肾虚则肌肤不仁，肌肉痿弱无力，四肢怠惰；脾之精微不足,肌肉失养萎

[处方] 熟地黄 15 克，何首乌 15 克，淮山药 12 克，山茱萸 9 克，阿胶、鹿角胶（烊化冲服）各 9 克，淡附片（先煎）9 克，上肉桂 5 克，巴戟天 9 克，潞党参 9 克，全当归 9 克，鸡血藤、大血藤各 9 克，细砂仁 6 克，广陈皮 9 克，炙马钱子粉（随汤送服）0.6 克。

　　[用法] 水煎服。

　　[方义] 熟地黄、何首乌、淮山药、山茱萸、阿胶、鹿角胶大补阴血；淡附片、上肉桂、巴戟天温补命火，求阳于阴血之上；党参培补中气；当归、鸡血藤、大血藤养血活络；砂仁、陈皮行气健脾，用于补药之中，使之补而不滞，炙马钱子粉增强肌肉收缩力。

　　[加减] 心悸气短，动则悸甚，加紫石英 25 克，茯神 9 克，五味子 9 克；便溏减当归、阿胶、鹿角胶，加肉豆蔻 9 克，炮姜 9 克，呃逆、吐涎沫，减熟地黄、阿胶、鹿角胶，加姜半夏 6 克，高良姜、小茴香、旋覆花各 9 克。

## 专病治疗

　　1. 理气除湿汤

　　组成：茯苓 30 克，柴胡 6 克，苍术 15 克，萆薢 15 克，木瓜 15 克，青皮 12 克，陈皮 12 克，香附 12 克，丹参 12 克，地龙 12 克。

　　功效：理气除湿，蠲痹通络。

　　主治：皮肌炎，湿滞肌肤之证。

　　用法：水煎服，每日 1 剂，4 周为 1 个疗程。疗程间隔 1 周。

　　加减：临证使用本方时，可据兼寒、热、

缩，身体消瘦，脾虚不运，肾阳失煦，则脘腹微胀、纳谷不香、便溏，咽肌无力故吞咽困难，气血生化不足，毛发稀疏脱落；肾阳不足，寒从内生，故畏寒肢凉、舌淡苔白、脉沉迟弱。

本方针对皮肌炎正虚不固、湿邪外袭、闭阻肌肤、遏滞经络的病机，采取理气化湿之法。方中茯苓渗湿健脾、柴胡理气疏肝；辅以苍术、萆薢、木瓜除湿通络；青皮、陈皮、香附行气，

气行则湿行；佐以丹参、地龙活血通络。诸药合奏理气除湿、蠲痹通络之功效。

虚的不同，灵活加减。兼热者加防己、木通、丹皮；兼寒者加桂枝、淫羊藿；气虚者加黄芪、薏苡仁，苍术改为白术。〔娄高峰，娄玉钤．中药理气除湿法为主治疗皮肌炎．中医研究，1993，6（2）：39〕

2. 活血补气复方

组成：党参 15 克，黄芪 15 克，生地黄 15 克，大血藤 15 克，鸡血藤 15 克，紫草 9 克，白芍 9 克。

功效：活血补气，通络除痹。

主治：皮肌炎和多发性肌炎。

用法：水煎服，每日 1 剂。随症加减。〔单一君．中医中药治疗皮肌炎临床观察及其机制研究．中医杂志，1985，（1）：40〕

## 【附篇】略谈肌痹、肉痿、脚气

肌痹、肉痿、脚气本为三病，因其证候多有相似之处，故临床辨证时宜慎。

肌痹、肉痿之名均出自《黄帝内经》，分别见于《素问·痿论》《素问·痹论》。肌痹所成，必由外感，"不与风寒湿气合故不为痹"，其主要症状是"肌肤尽痛"、"不仁"，肌肉萎缩失用多不明显。肉痿所生，责于内伤，"脾气热，则胃干而渴，肌肉不仁，发为肉痿"。痿者，萎废之意，其主要症状是肌肉萎缩，四肢不用，肌肉疼痛多不明显，从现代意义讲，肌痹大致相当于多发性肌炎、皮肌炎；肉痿大致相当于重症肌无力、进行性肌营养不良、小儿麻痹症之类。

肉痿亦称脾痿。由脾气热而致肌肉失养，或湿邪困脾，伤及肌肉所致。

脚气之名，始见于《诸病源候论》。自宋以后，其概念有所变迁，正如《杂病广要》说："唐以上所谓脚气，即今之脚气，而宋以降所谓脚气，盖不过寻常脚痹、脚痛等，而作为脚气，殆非今之脚气，岂风会变迁时有不同乎。"因此，我们讨论脚气，主要以《诸病源候论》为依据。

　　脚气以其病从脚起而得名。其病因"皆由感风毒所致"；其发病多不自觉，或先无他疾而忽得之，或因众病后得之，其症状，"自膝至脚有不仁，或若痹，或淫淫如虫所缘，或脚趾及膝胫洒洒尔，或脚屈弱不能行，或微肿，或酷冷，或疼痛，或缓纵不随，或挛急，或至困能饮食者，或有不能食者，或见饮食而呕吐，恶闻食臭，或有物如指发于腨肠，经上冲心，气上者，或举体转筋，或壮热头痛，或胸心冲悸，寝处不欲见明，或腹内苦痛而兼下者，或言语错乱有善忘误者，或眼浊精神昏愦者，此皆病之证也"；其病势，"若治之缓，便上入腹，入腹或肿或不肿，胸胁满，气上便杀人。急者不全日，缓者或一二三月。初得此病，便宜速治之，不同常病"；其好发地域，"江东岭南，土地卑下，风湿之气易伤于人"（以上均引自《诸病源候论》）。其季节，《杂病广要》补充曰："多以春末夏初发动得之，皆因热蒸，情志忧愦，春发如轻，夏发更重，入秋少轻，至冬自歇，大约如此，亦时有异于此候者。"真可谓论之详且尽矣。从其发病特点：①多在春末夏初；②可继发于他病之后；③多从脚起，延及上肢，

現代医学所谓的脚气病，是指维生素 $B_1$ 缺乏病。这种脚气病主要累及神经系统、心血管系统和水肿及浆液渗出。临床上以消化系统、神经系统及心血管系统的症状为主，常发生在以精白米为主食的地区。其症状表现为多发性神经炎、食欲不振、大便秘结，严重时可出现心力衰竭，称脚气性心脏病；还有的有水肿及浆液渗出，常见于足踝部，其后发展至膝、大腿至全身，严重者可有心包、胸腔及腹腔积液。

内攻脏腑等。通过上述表现来看，很类似西医的急性感染性多发性神经炎。本病多发于6～10月，占全年发病的75.7％～88％，正值夏季，且有流行发病的倾向。邹氏对本病4627例做了统计分析。在有记录的4246例中，病前数日至数周有全身或局部感染及其他诱因等病史者2273例（53.35％），与脚气"或因众病而得之"的认识是一致的。本病一般呈双侧对称性弛缓性瘫痪，四肢瘫者大多先从双下肢开始，1～3天内发展到上肢，可因呼吸肌麻痹、肺部感染、心肌损害、窒息，心力衰竭、感染性休克、上消化道出血等而死亡，死亡率为15.88％。这与脚气始于下肢、渐及上肢、内攻脏腑的描述相吻合。

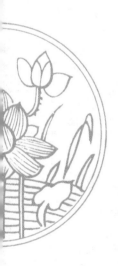

## ■ 脉痹证治

　　脉痹证为五体痹证之一。凡风、寒、湿、热、毒等邪侵入血脉，气血滞涩甚至瘀闭不通，或外邪久羁，耗气伤血，脉道空虚，出现脉搏减弱甚或消失，患肢麻木、酸胀、疼痛者谓之脉痹证。

　　《黄帝内经》对脉痹的论述较为集中在《素问·痹论》《素问·四时刺逆从论》《素问·痿论》等篇，认为脉痹的形成是内外因相互作用的结果。从内因看，是由于经脉空虚。《素问·痿论》说："悲哀太甚，则胞络绝，胞络绝则阳气内动，发为心下崩，数溲血也。"故《本病》曰："大经空虚，发为脉痹（脉痹，王冰注本为

'肌痹',今从《太素》改。)"。胞络即心包络。手厥阴心包经起于胸中,出属心包络,下膈,历络三焦。情志过激,"心之包络受损,血沿络脉而下则尿血,血气大亏,经脉空虚",若感受外邪遂发为脉痹,若"不与风寒湿气合,故不为痹。"《素问·四时刺逆从论》说:"阳明有余,病脉痹。"是说阳明邪热亢盛,阴水亏耗,可造成经脉空虚。从外因看,"风寒湿三气杂至合而为痹也……以夏遇此者为脉痹"。脉痹的病机和主证是痹"在于脉则血凝而不流"。血不流行,可以理解为脉搏的减弱或消失,主要责之于"瘀"。

汉·华氏《中藏经》把脉痹与心痹合称为血痹。"血痹者,饮酒过多,怀热太盛,或寒折于经络,或湿犯于荣卫,因而血搏,遂成其咎。故使人血不能荣外,气不能养于内,内外已失,渐渐消削。左先枯则右不能举,右先枯则左不能伸,上先枯则上不能制于下,下先枯则下不能克于上,中先枯则不能疏通。百症千状,皆失血也。其脉左寸口脉结而不流行,或如断绝者是也。"这里的血不流行,主要责之于"虚"。

唐·孙思邈《千金方》记载了脉痹(无脉症)的针灸疗法。"脉不出,针不容,穴在出幽门两傍各一寸五分。"

宋代《圣济总录》共收载导痹汤、人参丸、黄芪汤、升麻汤、防风汤,芍药汤等脉痹方6首,均着眼于调理气血。

清·张璐《张氏医通》认为:"脉痹者,即热痹也。脏腑移热,复遇外邪客搏经络,留而

阳明有余,病脉痹:明·张介宾注谓:"阳明者燥金之气也,其合大肠与胃,燥气有余,则血脉虚而阴水弱,故病脉痹"。

不容:穴位名。该穴位于人体的上腹部,当脐中上6寸,距前正中线2寸。
幽门:穴位名。在上腹部,当脐中上6寸,前正中线旁开0.5寸。

不行。其证肌肉热极，皮肤如鼠走，唇口反裂，皮肤色变。”这与《黄帝内经》“阳明有余，病脉痹，身时热”的病机是一致的。

近40年来，随着中西医结合研究的不断深入，对脉痹的现代意义和治疗都进行了探索。从脉痹的典型症状——脉搏减弱或完全消失来看，相当于现代医学的多发性大动脉炎（无脉症）。张氏等将本病分为四型，即热毒阻络型，气血虚弱、血瘀阻络型，气滞血瘀型，肝肾阴虚、肝阳亢盛型，并分别采用四妙勇安汤、黄芪桂枝五物汤、血府逐瘀汤，镇肝熄风汤等方加减治疗，取得了一定疗效（见1982年天津版《结缔组织病》）。针灸治疗脉痹（主要取心经、心包经及肺经穴），特别是近几年发展起来的耳针疗法，也取得了较好疗效。

一般认为，脉痹主要包括西医的静脉炎、大动脉炎及雷诺病。血栓闭塞性脉管炎、结节性动脉炎、闭塞性动脉粥样硬化、下肢静脉曲张、肢体动脉栓塞等周围血管疾病未发生溃疡或坏疽时，也可参考本病有关内容而辨治。

## 病因病理

气血虚弱，经脉空虚，三气入侵，是本病主要病因。经脉为气血运行之通道。久病虚羸，脾胃呆滞，受纳减少，气血化源不足，禀赋素弱，肾精不充，精不化血；情志不遂，抑郁寡欢，劳心耗神，伤气伤血；产时出血过多或外伤大失血等均可导致气血虚弱，脉道不充。至虚之处，乃客邪之所，若感受风寒湿热邪，客入血脉，阻滞脉道，生瘀生痰，遂成脉痹。

阳明积热，热毒阻闭经脉。热迫血热妄行，一般是指在津液尚未大伤之时，血液充斥过盛，热煎血液凝滞，一般是指津液已伤，血液浓缩聚集的高凝状态。久食辛辣刺激性食物、膏粱

脉痹的致病原因比较复杂。大凡外因多与严冬涉水、步履冰雪、久居湿地或负重远行等，致

厚味之品，或消化不良，食物积滞于胃肠，或素体阳热等均可导致阳明经积热，热久郁不散，耗津伤液，血液浓缩，若感受热毒之邪，进一步灼伤气血，而使脉道瘀滞，发为脉痹。

脉痹的病理演变可从以下 3 个方面辨析：

1. 感邪不同，致瘀有别

脉痹之成，必有瘀，但致瘀的病邪不同，治疗就必须有针对性。因寒而瘀，当以温通为法，因湿痰而瘀，当以除湿化痰为法，因热毒而瘀，当以清热解毒、增津化瘀为法。

2. 病位不同，上下有别

无脉症因受累动脉不同，表现亦不同。主要是上肢无脉症和下肢无脉症。上肢无脉症可有单侧或双侧桡、肱、腋、颈或颞等动脉的搏动减弱或消失。结合中医的三部九候遍身诊法，可区分病在何经、何部。头部：两额之动脉（太阳穴），候头部病变；两侧耳前之动脉（耳门），候耳目病变；两颊之动脉（地仓、大迎），候口齿病变。上肢：手太阳肺经之动脉（寸口），候肺；手少阴心经之动脉（神门），候心；手阳明大肠经之动脉（合谷），候胸中。下肢无脉证可有单侧或双侧股、腘、足背动脉搏动减弱或消失。结合三部九候，下肢：足厥阴肝经之动脉（足五里，妇女取太冲），候肝；足太阴脾经之动脉（箕门），候脾；足阳明胃经之动脉（冲阳），候胃气；足少阴肾经之动脉（太溪），候肾。三部九候诊法对病理定位、指导用药均有一定的参考价值。

风、寒、湿、热、毒邪入侵有关；内因则主要为脏腑阴阳失调，正气不足。与嗜食肥甘厚味和辛辣炙煿、饮酒、吸烟等也关系密切。术后、产后、外伤等长期卧床，以及输血、输液致药毒伤脉等常是重要的诱发因素。上述病因致血脉痹阻，影响营卫、气血、津液运行则成脉痹。血涩则瘀，津停痰生，故瘀血、痰浊又是贯穿本病始终的重要病理因素。痰瘀互结常是本病缠绵难愈的主要原因。

### 3. 病期不同，虚实有别

初期多实。若发病较急，外邪独盛，当以祛邪为主，勿使滋蔓，若起病较缓，邪正相当，虚实并见，当扶正祛邪，缓图收功。后期多虚。脉痹日久，反复感邪，耗伤正气，可有传心之变，形成心痹，亦可累及肺、胃、肝、肾，出现相应的脏损之候。

现代医学病理所见，受累动脉主要表现为慢性进行性全动脉炎。主要发生于主动脉的大、中分支。病变自动脉外膜开始，向内扩展，动脉壁各层均有重度的以淋巴细胞及浆细胞为主的细胞浸润及结缔组织增生。中层有弹力纤维断裂和炎性肉芽组织增生。内膜不规则增厚使管腔狭窄，并迟早引起血栓形成而闭塞。

## 诊查要点

### 1. 问病史

本病多见于青年女性。国内报道的患者中女性占 67.7%～69%。发病年龄 5～45 岁，89%在 30 岁以下。病前多有感受风、寒、湿、热、毒的病史，曾有发热，全身不适，关节或肌肉酸楚胀痛，患肢发热或发凉、麻木疼痛、疲乏无力等。

### 2. 明部位

（1）上肢无脉症：单侧或双侧寸口、神门、合谷、太阳、耳门、地仓、大迎等处脉搏减弱或消失，上肢血压测不出或明显减低，下肢血压正常或增高。寸口、神门、合谷处无脉，可伴上肢酸痛或麻木不仁，抬臂无力，发凉发沉或发热胀痛；太阳、耳门、地仓、大迎处无脉，可见头目

上肢无脉症与下肢无脉症可以同时并见。后期均可出现心痹症候，如心悸心慌、咳嗽气喘、胸痛憋闷、咳痰带血或肢体浮肿、肝脏肿大、胁肋胀痛、食少纳呆等。

眩晕、视物昏花、耳鸣耳聋、记忆力减退、牙齿脱落，面肌萎缩、咀嚼困难、咬肌疼痛等。

（2）下肢无脉症：单侧或双侧足五里（或太冲）、箕门（或冲阳）、太溪等处脉搏减弱或消失，下肢血压测不出或明显降低，上肢血压增高。可伴有下肢酸痛胀麻、畏寒肢冷、疲乏无力、间歇性跛行等。

3．诊断要点

依据病史，脉搏减弱或消失、血压增高以及由于相应部位缺血产生的症状即可诊断。血液检查（红细胞沉降率、C反应蛋白、白细胞计数、血清蛋白等）、眼底检查、心电图检查、X线检查以及多普勒超声血管检查、脑血流图检查等均有助于诊断。

4．鉴别诊断

脉痹主要与脉痿、脱疽、周痹相鉴别见表3-1。

### 表3-1 脉痹、脉痿、脱疽、周痹鉴别简表

| 症状 ＼ 病名 | 脉 痹 | 脉 痿 | 脱 疽 | 周 痹 |
|---|---|---|---|---|
| 患肢脉搏减弱或消失 | 有 | 无 | 有 | 无 |
| 患肢疼痛 | 有 | 无 | 剧烈 | 有 |
| 肌肉萎缩 | 无 | 有 | 无 | 无 |
| 皮肤肿溃 | 无 | 无 | 有 | 有 |
| 好发部位 | 上肢 | 下肢 | 脚趾及下肢 | 一侧下肢 |
| 现代意义 | 多发性大动脉炎（无脉症） | 小儿麻痹症、进行性肌营养不良症、重症肌无力等 | 血栓闭塞性脉管炎 | 肢体血栓性静脉炎等 |

## 辨证论治

1. 寒凝血脉型

[主证] 脉搏减弱或消失，患肢皮温较低、畏寒怕冷、麻木冷痛，遇寒则甚。伴有面白唇淡或暗，疲倦乏力，腰冷背痛，小便清长，舌淡苔薄白。

[治则] 温经散寒、活血通脉。

[方剂] 阳和复脉汤（自拟）。

[处方] 炙麻黄9克，川桂枝9克，制川乌、制草乌（先煎）各6克，鹿角胶（烊化冲服）9克，当归身9克，川芎6克，芥子9克，巴戟天12克，熟地黄12克。

[用法] 水煎服。另用炙穿山甲、干地龙、地鳖虫各15克，蜈蚣2条，共研细末，每次随汤剂送服3克，每日2次。

[方义] 麻黄、桂枝发汗解肌、宣通阳气；川乌、草乌逐寒通络；鹿角胶、熟地黄、巴戟天温肾益精；当归身、川芎养血活血；白芥子温辛化痰；炙穿山甲、干地龙、地鳖虫、蜈蚣通结散瘀。全方辛开温散、攻补并用。阳气旺则阴翳散。

[加减] 头晕目暗、记忆力减退，加炙黄芪15克，升麻3克，北柴胡6克；心悸气短懒言加茯神9克、淡附片6克、北五味子9克；病在上肢、疼痛较甚加片姜黄9克，制乳香、制没药各9克；病在下肢加川牛膝、宣木瓜各9克；腰膝冷痛加桑寄生、炒杜仲、炒川断各9克。

素体阳虚，阴寒内盛，感受寒邪，两寒相得，凝滞气血，脉道不畅或不通，则脉搏减弱或消失；阳虚阴盛，阳气不达，则皮温较低，肢冷麻木疼痛；寒则皮表血管收缩，气血不能上容，则面白唇淡，舌淡苔白；寒则腰腑失煦，气不化津，故腰背冷痛、小溲清长。

[其他疗法]

（1）阳和复脉酒

以阳和复脉汤一剂浸入白酒 750 克中。7 天后服用，每次 50 克，每日 1～2 次。

（2）耳针

主穴：肺、心、肝、肾、交感、皮质下、肾上腺，相应病位。配穴：内分泌、脾、热穴。每天针 1 次，取穴 3～5 个，针单侧耳穴，双耳交替针刺，留针 0.5～1 小时，7～10 次为一疗程，休息 5～7 天。或用王不留行籽耳压代针。

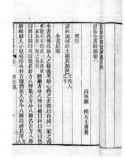

《景岳全书》书影

（3）体针

上肢无脉取穴：太渊、尺泽、内关、曲泽、神门、心俞、厥阴俞、肺俞；下肢无脉取穴：不容、天枢、髀关、解溪、三阴交、申脉、心俞、胃俞、气海俞。

（4）太乙神针

组成：艾绒 90 克，硫黄 9 克，麝香、乳香、没药、松香、桂枝、枳壳、皂角、细辛、川芎、独活、穿山甲、雄黄、白芷、全蝎各 3 克。制法：上药研为细末，和匀。以桑皮纸一张，宽约一尺见方，排平，先称艾绒 24 克，匀铺纸上，次秤药末 6 克，均匀掺在艾绒上面，然后卷紧如爆竹状，再用木板搓捻卷紧，外用鸡蛋清涂抹，再糊上桑皮纸一层，两头留空纸一寸许，捻紧即成。阴干，保藏，勿使泄气。须制备 2 支，以便交替使用。选穴：上肢无脉选太渊，下股无脉选解溪。操作：选定施灸部位，做好标记，以棉布 5～7 层安穴上，将"钊"的一端用火烧着，对正穴位，紧按在棉布上，使

太乙神针又名雷火针，见《景岳全书·新方八阵》卷五十一。另一方有巴豆仁 2.4 克，斑蝥 9 克（去头、足、翅）。

药气温热，透入深部，如病人自觉太烫，可略提起，等热减再灸，冷后可再烧，重复施灸。如有 2 支，则将另一支先点燃接替施灸，可使热力持续渗透，收效更好。

（5）参附注射液静脉点滴

每支 2 毫升，每毫升含人参 0.1 克，附子 0.16 克，丹参 0.15 克。每次 6～14 毫升加入 10％葡萄糖液 500 毫升中，静脉点滴，每日 1 次，10 次为 1 个疗程。

2. 痰湿阻滞型

［主证］脉搏减弱或消失，患肢沉重或酸痛，或抬臂无力，或跛行，伴头重如裹，困倦怠惰，语声重浊，食欲不振，脘闷不舒，舌淡胖或有齿痕，苔白腻或黄厚腻。

［治则］利痰化湿通脉。

［方剂］指迷茯苓丸（《证治准绳》）合三子养亲汤（《韩氏医通》）。

内痰外湿阻滞脉道、困阻四肢，故脉搏减弱或消失，患肢沉重或酸痛；湿阻清阳，清阳不升故头重如裹；湿阻气道，故语声重浊；湿困脾胃，运化失司，故食欲不振、脘闷不舒，痰湿脾浊随胃气上升，见舌胖苔腻之象。

［处方］云茯苓 15 克，风化芒硝（冲服）9 克，枳壳 9 克，半夏 6 克，芥子 6 克，广陈皮 9 克，莱菔子 6 克，干地龙 9 克，全瓜蒌 15 克，生薏苡仁、炒薏苡仁各 30 克。

［用法］水煎服。

［方义］茯苓、薏苡仁健脾除湿；半夏、芥子、莱菔子、全瓜蒌化痰利气；陈皮、枳壳行气化痰；风化芒硝攻逐中脘停痰，配全瓜蒌使痰从大便排出；干地龙通经活络。

［加减］泛恶呕吐加藿香梗 9 克，佩兰 6 克，细砂仁 9 克；苔黄腻、溲黄赤加黄芩 9 克，茵陈 12 克，飞滑石 9 克。

3. 热毒血瘀型

[主证] 脉搏减弱或消失，患肢胀痛，身热面赤，头重头痛，多汗夜间尤甚，可伴有关节红肿热痛或结节性红斑，行路则腿胀痛难忍。口干咽燥，溲黄便结，舌红绛或紫暗有瘀斑，苔薄黄。

[治则] 清热解毒、凉血生津、化瘀通络。

[方剂] 四妙通脉汤（自拟）。

[处方] 金银花 30 克，蒲公英 50 克，土茯苓 50 克，野菊花 15 克，生石膏（打碎先煎）25 克，肥知母 9 克，牡丹皮 9 克，生地黄 30 克，肥玉竹 15 克，干地龙 9 克，丝瓜络 9 克，生甘草 9 克。

[用法] 水煎服。

[方义] 金银花、蒲公英、土茯苓、野菊花、生甘草清热解毒，大剂量直折邪热；生石膏、肥知母清泻阳明热邪；牡丹皮、生地黄、肥玉竹凉血生津；干地龙、丝瓜络通络化瘀。

[加减] 大便燥结，口臭鼻干，加生大黄 9 克（后下）；关节或结节性红斑痛甚加制乳香、制没药各 12 克；心烦躁动加黄连 9 克；腹痛加杭白芍 15 克，头痛抽搐，加生龙骨、生牡蛎（先煎）各 25 克，钩藤（后下）15 克，生石决明（先煎）15 克；溲血者，加生蒲黄 9 克，大小蓟各 9 克，生地榆 9 克。

[针刺] 上肢无脉取太渊、尺泽、少府、少海、内关、曲泽、膈俞、心俞，下肢无脉取解溪、内庭、不容、血海、三阴交、膈俞。每次取 3～4 穴，留针 30 分钟，肢体穴位每 10 分钟

素有热毒内蕴，外感热毒之邪，侵入血脉，耗津伤液，血液被煎熬而浓缩积聚，渐成瘀血。热毒瘀血阻滞血脉，故脉搏减弱或消失；热毒灼伤脉络，故患肢胀痛、关节红肿热痛，或出现疼痛较剧的结节性红斑。热毒熏蒸，耗津伤液，故身热面赤、头重头痛、多汗夜甚、口干咽燥、便结溲黄、舌红绛等。此为热甚而毒，热毒而瘀。

气血两虚型多见于脉痹后期，气血耗伤。此时虚、瘀并存，但以虚为主。瘀则脉道不通，虚则脉道不充，故脉搏减弱或消失；气失温煦，血失濡养，则四肢欠温、麻木不仁、肌肉消瘦；脾虚胃弱，精微不能上奉，则纳呆食少、面色憔悴；气血不足，心失所养，则心悸气短、头晕目眩、舌淡苔白。

珠儿参，又名珠子参。为五加科植物珠儿参的根茎。味苦、甘，性寒。功能清热养阴，散瘀止血，消肿止痛。《本草从新》："珠儿参，味厚体重，其性大约与西洋人参相同。"

提插 1 次。

### 4. 气血两虚型

[主证] 脉搏减弱或消失，患肢麻木不仁，机体消瘦，疲乏无力，纳呆食少，心悸气短，头晕目眩，面色憔悴，身无寒热或微恶风寒，舌淡苔白。

[治则] 补脾益气、养心通脉。

[方剂] 人参丸（《圣济总录·诸痹门》）加减。

[处方] 红参 9 克，炙黄芪 15 克，熟地黄 15 克，全当归 9 克，川桂枝 9 克，紫丹参 9 克，茯苓、茯神各 6 克，鸡血藤、大血藤各 15 克，炙甘草 6 克。

[用法] 水煎服。

[方义] 红参、黄芪、茯苓、甘草补脾益气，熟地黄、当归、红参、丹参大补心血，桂枝、丹参、当归、鸡血藤、大血藤通心阳、利血脉。气足则血流得助，血复则脉道得充。

[加减] 胸闷心痛加冠心苏合丸，1 粒吞服；五心烦热，颧红盗汗偏阴虚者，去桂枝、黄芪，加西洋参、地骨皮、黄芩各 9 克；夜寐多梦加首乌藤、远志各 9 克；心悸心慌脉数，加紫石英（先煎）15 克、煅龙骨、煅牡蛎（打碎先煎）各 15 克。

[其他疗法]

若服汤药不便，或服汤药病情好转，为巩固疗效，可服三参复脉丸（自拟）。

三参复脉丸：红参、紫丹参、西洋参（或用珠儿参代）各 30 克，川桂枝、川芎、川牛膝

各 25 克，炙黄芪 50 克，广地龙 15 克，丝瓜络 30 克，鸡血藤、羌活、独活各 25 克，广陈皮、白茯苓各 20 克。

上药共为细末。另以生地黄、熟地黄、山茱萸各 30 克熬成浓汁，兑入适量蜂蜜，炼蜜为丸。每丸 5 克重，早晚各服 1 丸。

## 专病治疗

1. 溶栓丸Ⅰ、Ⅱ号方

溶栓丸Ⅰ号组成：蜈蚣 20 条，党参 60 克，僵蚕 50 克，熟附子 30 克，炒穿山甲 35 克，水蛭 60 克，虻虫 20 克，地龙 50 克，生川乌 5 克，生草乌 5 克。共研细末，炼蜜为丸。

溶栓丸Ⅱ号组成：壁虎 50 克，蜈蚣 20 条，肉桂 20 克，党参 100 克，土鳖虫 50 克，炒穿山甲 30 克，鹿茸 20 克，熟地黄 50 克。共研细末，炼蜜为丸。

功效：温经通络，活血逐瘀。

主治：多发性大动脉炎。症见：眩晕，头痛，视力减退，健忘，乏力，肢体麻木发凉，关节酸痛，脉细涩或无脉，舌质淡、苔薄白。

用法：溶栓丸Ⅰ号与溶栓丸Ⅱ号交替服用，每次 6 克，每日 2 次。偏气虚者，用黄芪、党参、白术、茯苓、当归各 9～12 克煎汤送服药丸；肾虚者，用何首乌、熟地黄、山药、附子、肉桂、鹿角胶各 9～12 克煎汤与丸剂并用；偏脾胃虚者同时服用香砂养胃丸；气郁者同时服用六郁汤加减。病在上肢加桂枝、羌活作引经药；病在下肢用独活、牛膝作引经药。另外注

溶栓Ⅰ号方中蜈蚣、僵蚕、水蛭、虻虫、地龙破血逐瘀，附子、生川乌大辛大热，温经而通络，佐以党参、穿山甲益气养血活血以治其本。溶栓Ⅱ号方中肉桂、鹿茸、熟地黄、党参温阳滋肾，益气养血，壁虎、蜈蚣、土鳖虫、穿山甲活血而祛瘀。河南省安阳地区卫校门诊部中医外科用本方治疗多发性大动脉炎 10 例，结果治愈 6 例，显效 2 例，有效 2 例。有效率为 100%。

意调节饮食，活动适量（河南省安阳地区卫校门诊部中医外科经验方）。

2. 附桂通脉汤

组成：附子、当归各 10 克，麻黄、川芎、桂枝、细辛、炙甘草各 6 克，黄芪 20 克，丹参 15 克。

功效：益气活血，温阳通脉。

主治：肢麻酸痛、畏寒肢冷等阳虚瘀塞、寒凝痹阻所致多发性大动脉炎。

用法：每日 1 剂，水煎取汁 200 毫升，分早、晚 2 次服用。〔柯新桥．新编外科秘方大全．北京：北京医科大学中国协和医科大学联合出版社，1996：443〕

## 【附篇】《灵枢》周痹浅识

周痹之名，出自《灵枢·周痹》篇。因其病"在于血脉之中"，有必要与脉痹相鉴别，但后世所言周痹与《灵枢》中周痹的概念有所不同，因此，首先要弄清《灵枢》周痹的真实含义。

周痹，后世将其解释为周身痹。如《杂病源流犀烛》说："更有周痹，由犯三气遍及于身，故周身俱痛也。"《简明中医辞典》说，周痹"症见周身疼痛，沉重麻木，项背拘急，脉濡涩。"其实，这并非《灵枢》周痹之本义。《灵枢》对周痹下的定义是："此内不在脏，而外未发于皮，独居分肉之间，真气不能周，故命曰周痹。"这里的周是周行之意，因邪居分肉之间，真气不能周行于全身，所以称之为周痹。

《医学正传》卷五："因气虚而风寒湿三气乘之，故周身掣痛麻木并作者，古方谓之周痹。"明·张介宾《类经·疾

实际上是真气不周之痹的简称。

那么，周痹是疼在全身吗？也不是。《灵枢·周痹》说："周痹者，在于血脉之中，随脉以上，随脉以下，不能左右，各当其所痛从上下者，先刺其下以遏之，后刺其上以脱之，痛从下上者，先刺其上以遏之，后刺其下以脱之。"此段说明痹的病位在血脉，其疼痛特点是沿一侧血脉上下移行，不能左右移行。为了强调这一点，《灵枢》还将周痹与众痹作了比较。众痹"上下移徙随脉，其上下左右相应，间不容空……此各在其处，更发更止，更居更起，以右应左，以左应右，非能周也，更发更休也。"指出众痹之痛不但上下相移，而且左右相应，其疼痛特点是短暂即逝，此伏彼起，与周痹疼痛限在一侧有别。

由上可知，《灵枢》周痹是指发生在一侧血脉、分肉之间的痹证，而后世所言周痹是遍身疼痛之风湿，二者在概念上有所不同。从《灵枢》描述的周痹证候来看，类似现代医学游走性血栓性静脉炎一类发生在血脉的疾病。游走性血栓性静脉炎多局限在一侧肢体，其病变沿静脉走行上下移行，当一处炎症病变消退时，沿静脉的其他部位又发生炎性病变。其疼痛具有典型的游走性、间歇性反复发作的特点。因其病变不在动脉，故脉搏仍存。脉痹的病变部位虽也在血脉，但特征是"脉不通""脉结而不流行，或如断绝……"表现为动脉搏动减弱或消失，故脉搏的有无可作为脉痹与周痹的鉴别要点。

病类六十八》注："能上能下，但随血脉而周边于身，故曰周痹。"其实，这些诠释都曲解了《灵枢》周痹之本义。

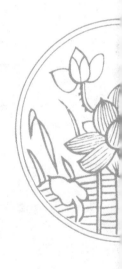

## 筋痹证治

筋痹证为五体痹证之一。凡风、寒、湿、热之邪客于筋或外伤于筋，或痰湿流注筋脉，出现筋急拘挛、抽掣疼痛、关节屈伸不利等症者谓之筋痹证。

《素问·痹论》说："风寒湿三气杂至合而为痹也……以春遇此者为筋痹……筋痹不已，复感于邪，内舍于肝。"《素问·四时刺逆从论》说："少阳有余病筋痹胁满，不足病肝痹。"指出筋痹的形成是感受风寒湿邪，致使"少阳有余"，若筋痹日久不愈，"少阳不足"就会发生肝痹。这里的有余是指邪气有余，不足是指经气不足。足少阳胆经与足厥阴肝经相表里，此虚彼亦虚。风寒湿邪淫客于足少阳胆经。邪气有余则病筋痹，若经气大虚就会引邪入内，发展成肝痹。

关于筋痹的证候，《素问·痹论》说：痹"在于筋则屈不伸"；《素问·长刺节论》说："病在筋，筋挛节痛，不可以行，名曰筋痹"；《灵枢·邪气脏腑病形》篇说："肝脉微涩为瘈挛筋痹。"简明扼要地描述了筋痹的主要特征——筋屈不伸、拘挛节痛、步履艰难、肝脉微涩。

此外，《黄帝内经》还谈到了针刺治疗筋痹的原则。"刺筋上为故，刺分肉间，不可中骨也。"筋位于分肉之间，当从分肉纳针，中筋则止，不可伤骨。

瘈挛：瘈，拘急收引；挛，筋脉拘挛。肝气虚而有寒，故为瘈挛筋痹，肝主筋也。

《中藏经》认为肝肾亏虚是筋痹形成的内因，并提出了"活血以补肝，温气以养肾"这一治疗本虚标实型筋痹的重要治则。筋为肝所主，赖精血以濡养。肝藏血，肾藏精，肝肾不足，筋失所养，为外邪所客，遂发为筋痹。痹者不通，寒凝血滞，故温气活血以治其标；痹虽在筋，虚在肝肾，故补肝养肾以治其本。

《诸病源候论》据筋痹的主要症状将它归在"风四肢拘挛不得屈伸候"，阐述了筋痹发生的机制。其曰："此由体虚，腠理开，风邪在于筋故也。春遇痹为筋痹，则筋屈，邪客关机，则使筋挛，邪客足阳明之络，令人肩背拘急也。足厥阴，肝之经也，肝通主诸筋，在其春，其经络虚，遇风邪则伤于筋，使四肢拘挛，不得屈伸。诊其脉，急细如弦者，筋急足挛也。"

《千金方》把筋痹归于筋极门下，除载方六首外，还记载了筋痹的灸疗法。如"腰背不便，转筋急痹筋挛，灸第二十一椎随年壮。转筋十指筋挛急，不得屈伸，灸脚外踝骨上七壮"。这种灸疗法目前临床虽很少应用，但作为一种特殊的治疗方法，有其历史意义和研究价值。

《圣济总录》在痹证门中列有筋痹条，共载方四首。从其用药分析，大致把筋痹分成风盛、湿盛、肝肾亏损及肝经虚寒等四型，分别治以天麻丸、独活散、牛膝汤、五加皮酒，为筋痹的辨证分型和治疗奠定了基础。

从筋痹证候来看，类似于现代医学的坐骨

筋痹一名，始见于《黄帝内经》，以后《中藏经》、《诸病源候论》、《千金方》、《圣济总录》及《普济本事方》等医著中均有关于本病的记载，但多拘于前说，仅在治疗方药上有所补充，并未作为一个独立病种系统研究。从现代临床实践看，筋痹作为病种并不少见，故本书将其列为独立病种。凡筋脉痹阻，以屈而不伸、筋挛节痛为主症者，均应属本病。对西医的坐骨神经痛、肩周炎、腱鞘炎以及一些创伤、慢性劳损等因素引起的肌腱粘连而活动不便的病症，可参考本病有关内容而辨治。

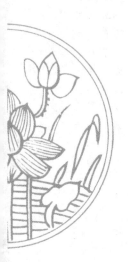

神经痛。在坐骨神经痛的中医治疗上，近 40 年里有了很大进展，创造了许多新的行之有效的方法。如穴位割刺与埋线疗法，耳针疗法，头皮针疗法，注射剂如夏天无注射液、甘草注射液、"751" 注射液等。

## 病因病理

1. 痰湿流注

脾为生痰之本，肺为贮痰之器。饮食不节、暑湿困脾、寒邪伤胃、思虑伤脾等都可导致脾胃虚弱、运化不利、生湿生痰；病后体虚、久咳伤肺、寒湿阻肺等都可导致肺气不利或肺气不足，气不布津，津凝生湿生痰。此外，肾阳不足、气不化津，肝气郁滞、疏泄失常等，也可生湿生痰。痰湿流注经络，阻闭经脉，发为筋痹。

2. 风寒湿热客入筋脉

潮湿作业、久居湿地、暴受雨淋、蹚水过河、暑湿热蒸等外触风寒湿热之邪，侵入经络，发为筋痹。

3. 外伤于筋脉，血瘀气滞，发为筋痹

筋痹的病理产物主要是痰瘀。痰之来源有二，一是脏腑生痰，流注经络；二是经络瘀滞，津液受阻，聚而成痰。往往是瘀越重痰越多，痰越多脏腑越虚，而脏腑之虚又反过来加重痰瘀。瘀之来源亦有二，一为外邪阻闭气血，一为外伤瘀血。一般说来，瘀、痰的表现有轻有重，但往往痰瘀并存。

## 诊查要点

1. 病史

多有感受寒冷或潮湿的病史。单侧多见，男性青壮年多见。

2. 腰臀征

腰背僵急，俯仰受限，或酸痛或胀痛或冷痛，咳嗽、活动时疼痛加剧，抬腿用力，则抽掣剧痛，行走艰难，活动明显受限，甚者下肢无力，肌肉萎缩，足不任地，卧床不起。主要见于根性坐骨神经痛，其典型发作多见于腰椎间盘突出症。病变部位的棘突间隙或横突常有压痛。踝反射减弱或消失。直腿抬高试验阳性。咳嗽试验阳性。压迫两侧颈静脉直至出现头部发胀为止，如激发或加剧下肢疼痛亦提示为根性坐骨神经痛。

3. 腿征

沿膀胱经或胆经（大腿后侧及小腿后外侧）出现酸痛、胀痛、掣痛、针刺或刀割样疼痛，常呈放射性，动则加剧。双腿屈曲，筋急拘挛。主要见于坐骨神经炎或干性坐骨神经痛。前者起病较急，在最初 5～10 天疼痛最为剧烈，以后逐渐减轻；后者大多起病较缓而有明显的肌肉萎缩和感觉缺失。在坐骨孔点、转子点、腘点、腓点、踝点、跖中央点有明显的压痛。

4. 诊断

根据疼痛的典型分布，疼痛加剧或减轻的各种因素，各种压痛点，直腿抬高试验阳性等，一般不难诊断。但为了明确其病因，尚须详询

本病以肢体屈伸不利，筋挛节痛为特征。临床多表现为筋急拘挛，抽掣疼痛，关节屈伸不利，腰背强直，步履艰难；或肢体、脊背沿经络走行方向出现疼痛、抽掣等症状。病前多有感受寒冷或潮湿，或外伤劳损病史。因于寒湿或湿热者，以青少年多见，且起病急，或伴发热、关节肿胀等症；因于肝肾亏虚，寒邪凝滞者，多见于年老正虚之人，且起病较缓，悠悠难解。

病史（感染、受寒、外伤、肿瘤等），做进一步检查。体检时需注意感染病灶、脊柱、骶髂关节和髋关节及盆内器官（直肠和阴道）检查等。神经系统检查应明确是否根性或干性受损。X线对查明坐骨神经痛的病因有重要意义。

## 辨证论治

### 1. 寒湿型

［主证］患肢抽掣疼痛、酸胀沉重、抬举困难，遇阴雨天加剧，得暖、饮酒则舒，舌淡胖，苔白腻，脉沉细或沉弦。

［治则］温经散寒、祛湿舒筋。

［方剂］独活散（《圣济总录·筋痹》）加减。

［处方］羌活、独活各 15 克，川乌、草乌（先煎）各 5 克，生薏苡仁、炒薏苡仁各 15 克，炙麻黄 6 克，宣木瓜 9 克，伸筋草 9 克，五加皮 9 克，川桂枝 9 克，炙甘草 9 克。

［用法］水煎服。

［方义］本方以羌活、独活为君，配薏苡仁祛风除湿；川乌、草乌、麻黄、桂枝温经散寒，活络止痛；五加皮、木瓜、伸筋草祛湿舒筋。

［加减］患肢拘挛不伸加赤芍 15 克；疼痛难忍、舌质淡紫加乳香、没药各 9 克，土鳖虫 9 克。

［外治］刘寄奴 12 克，独活 12 克，秦艽 12 克，川乌 9 克，海桐皮 12 克，草乌 9 克，艾叶 9 克，花椒 6 克，透骨草 12 克，生姜 30 克，大葱 4 根，伸筋草 12 克。用法一：煎后趁热泡洗

寒湿壅滞筋脉，经气不通，故筋急抽痛；湿邪黏腻重浊，故患肢酸胀沉重，抬举困难；阴雨天则寒湿更甚，故诸症加剧；酒通血脉，温阳散寒，故饮酒则舒。舌脉均为寒湿之象。

患部，每日 1～2 次，每次 1～2 小时，可用 3～4 日，每次须加热。用法二：上药一次取 3 剂，共为粗末，将粗末的一半分装 2 袋（12 厘米×20 厘米）内，蒸 2 小时后，把拧干的湿温毛巾折成两层，置于患区痛点，将所蒸的药袋取出 1 个，放干毛巾上敷之，待不太热时，另换 1 个，反复交换，敷 2 小时为止，用干毛巾将敷处擦干后，盖于被内，避风，每日 1～2 次，3～4 天后另换所余之药末，每次须蒸后敷。

[食疗] 胡椒根（系胡椒科胡椒属植物的地下根）30～60 克，炖鸡，放盐调味，吃肉喝汤，每天 1 次，3～5 次为 1 个疗程。

2. 湿热型

[主证] 肢体沿经脉走行方向出现掣痛、胀痛或灼痛，饮酒痛剧。伴胸胁苦满，口苦咽干，面色灰垢或萎黄，舌红苔白厚腻或黄腻，脉濡数。

[治则] 清热利湿、舒筋活络。

[方剂] 四妙舒筋汤（自拟）。

[处方] 炒苍术 9 克，炒黄柏 15 克，龙胆草 25 克，宣木瓜 9 克，川牛膝 9 克，薏苡仁 30 克，丝瓜络 9 克，木通 9 克，泽泻 9 克，土茯苓 50 克，生甘草 9 克。

[用法] 水煎服。

[方义] 方中黄柏、苍术、龙胆草清热燥湿，泻肝胆之火；宣木瓜、川牛膝、薏苡仁祛湿舒筋，引诸药下行；木通、泽泻利湿泻热，导内湿从小溲而出；丝瓜络舒筋通络；土茯苓、生甘草清热解毒。

湿热阻滞，灼伤筋脉，故疼痛如掣；酒性温烈，助湿化热，故饮酒疼痛加剧，湿阻肝阳之经，肝胆瘀热则胸胁苦满，口苦咽干；湿热上蒸则颜面灰垢，苔腻而厚。湿盛则脉濡，热盛则脉数。

［加减］拘挛痛甚加杭白芍 25 克，伸筋草 9 克；口干口苦、目赤耳聋加栀子 15 克，生地黄 15 克；久痛络瘀加地龙 9 克，地鳖虫 9 克。

［封闭疗法］夏天无注射液 4 毫升，环跳穴或阿是穴（痛点）封闭，每日 1 次，10 日为 1 个疗程。或 300% 甘草注射液 4 毫升，在阿是穴局部注入，隔日 1 次，4～7 次为 1 个疗程。一般急性者须注射一个疗程，慢性者须注射 2 个疗程。

3. 瘀阻型

［主证］疼痛如锥刺，固定不移，痛不可按，寒热多不明显，面色晦滞，舌质紫暗或有瘀斑，苔白，脉沉涩或细弦。

［治则］活血化瘀、舒筋通络。

［方剂］化瘀舒筋汤（自拟）。

［处方］川芎 9 克，桃红 9 克，制乳香、制没药各 9 克，当归身 9 克，鸡血藤、大血藤各 9 克，五加皮 9 克，丝瓜络 6 克，橘络 6 克，路路通 9 克，宣木瓜 15 克，川牛膝 9 克。

［用法］水煎服。另以全蝎 15 克，蜈蚣 4 条，白花蛇 15 克，地龙 9 克，共研细末，每服 3 克，随汤药送服。

［方义］川芎、当归、鸡血藤、大血藤养血活血；桃红、乳没、四虫活血化瘀，开闭通结；五加皮、木瓜、牛膝、丝瓜络、橘络、路路通舒筋通络。

［加减］舌质隐青、身寒加淡附片 6 克，巴戟天 9 克，川桂枝 9 克，腰痛加炒杜仲 9 克，炒川续断 9 克，炙穿山甲 6 克。

外伤扭曲，损伤筋脉，或筋痹不已，久痛入络，瘀血阻滞，经气不通，故疼痛如锥刺；瘀血为实故痛不可按。舌脉亦为血瘀之象。

［其他疗法］

（1）酒剂

蜈蚣3条，全蝎9克，地龙12克，土鳖虫9克，白花蛇9克，当归30克，川芎9克，红花9克，桃仁9克，赤芍15克，苏木15克，牛膝24克，桂枝16克，防风15克，独活15克，威灵仙15克，乳香12克，没药12克，甘草9克。用法：将上药全部装入瓶内，用60度酒2500克浸泡一天即可服用。每日早晚各服1次，每次6～15克，最多不超过30克。

（2）注射液

当归注射液4毫升，环跳穴或痛点封闭，每日1次，10天为1个疗程。

（3）外用熥药

穿山甲15克，皂角刺15克，透骨草30克，桃仁、红花、三棱、莪术各20克，川乌、草乌各10克，当归15克，桂枝20克。用法：上药共研粗末，装入纱布袋，加水蒸1小时，取出后稍放片刻，用干毛巾垫于痛处，将蒸药布包放于干毛巾上，熥半小时左右，每晚1次，每剂药可连用4～6次。

（4）肝肾亏虚

［主证］筋痹日久，缠绵难愈，反复发作，疼痛隐隐，筋屈不伸，步履艰难，肌肉消瘦，肢体乏力。伴腰膝酸痛、头晕耳鸣、舌淡苔少，脉沉细无力。

［治则］补肝益肾、舒筋通络。

［方剂］舒筋丸（《普济方》）合大补元煎（《景岳全书》）化裁。

久痹不愈，精血亏耗，累及肝肾，故腰膝酸痛，头晕耳鸣，舌淡苔少；肢体失养故肌肉消瘦，筋屈不伸；久痛入络，故疼痛隐隐；肝肾亏虚，脉道不充，故脉沉细无力。

［处方］熟地黄 25 克，山茱萸 9 克，炒杜仲 9 克，枸杞子 9 克，明天麻 9 克，海桐皮 9 克，宣木瓜 15 克，全当归 9 克，制乳香、制没药各 9 克，川牛膝 9 克，炙甘草 9 克。

［用法］水煎服。

［方义］熟地黄、山茱萸、枸杞子、当归大补精血；杜仲、天麻强腰壮肾；海桐皮、木瓜、牛膝舒筋活络，乳香、没药化瘀止痛，甘草调和诸药。

［加减］肢冷畏寒加上肉桂 6 克，淡附片 6 克，巴戟天 9 克；筋急拘挛加杭白芍 15 克，伸筋草 15 克，夜寐多梦加远志 9 克，首乌藤 12 克。

## 专病治疗

1. 针灸疗法

（1）体针

［处方］主穴取环跳、阳陵泉。腰骶部加肾俞、大肠俞、膀胱俞、八髎、夹脊穴；足太阳型配承扶、殷门、委中、承山、昆仑；足少阳型配风市、膝阳关、丘墟；湿盛加阴陵泉、丰隆；热盛加侠溪、足通谷。

［操作］用 28 号 3 寸毫针，采用捻转进针法，至患者有麻、酸、胀及整个下肢或腰有放射感后留针 30 分钟，每隔 3～5 分钟捻转 1 次，每天或隔天针治 1 次，7 天为 1 个疗程。若不愈，休息 3 天后继续下 1 个疗程。

［适应证］坐骨神经痛。

（2）耳针

［处方］主穴取坐骨神经、腰椎、骶椎、下

针灸治疗本病效果较好，见效快，方便经济。也可与药物配合治疗。有根据疼痛沿下肢放射的路径将坐骨神经痛分为足太阳型（疼痛沿下肢后侧放射）和足少阳型（疼痛沿下股外侧放射），因此取穴可以足太阳经和足少阳经为主。

肢、神门。配穴取肝、膀胱、臀。

　　［操作］先用火柴头或大头针于耳上相应部位寻找压痛点，针入穴后留针15分钟，行强刺激1次，再留针15分钟，出针，并用指捻压穴位片刻。每日或隔日1次，10次为1疗程。或用王不留行子耳压代针。

　　［适应证］坐骨神经痛。

　　（3）头皮针

　　［处方］取穴主穴取伏象相应部位（即身体某部疼痛，可在伏象相应的部位选穴，一般是哪侧有病在哪侧取穴）。配穴取倒象相应部位（一般是左侧有病取右侧穴）。

　　［操作］采用26号1寸毫针，刺激深度以达骨膜为准，其手法为：快针一般进针不捻转，慢针是缓慢捻转进针。针刺的角度分直刺和斜刺，直刺范围小、准确性差，斜刺范围大、准确率高。针感一般有抽、酸、困、热、重等感觉，一般刺到血管有热痛感。若刺到神经即有酸、抽、困、重感。针感与患者的个体差异有关，无针感者疗效不一定差。一般留针1小时，若病情重或病程较长者，可持续留针1～2小时，最长可达48小时。6～8次为1个疗程，每日或隔日1次。

　　［适应证］坐骨神经痛。据报道用此法治疗坐骨神经痛34例，痊愈及显效27例，占76.47％。

　　2. 穴位割刺与埋线疗法

　　［处方］取穴首选膀胱俞，次取殷门、承山，从上至下，依次选取，每次1穴，主穴只

头皮针的刺激强度较大，应注意防止晕针。在头皮针治疗中常易发生滞针，即针刺入头皮后，行针困难，难以捻转进退。可适当延长留针时间，嘱病人身心放松，并在针体周围轻柔按摩，然后顺进针方向缓缓退出。头皮血管丰富，出针时易出血或引起皮下血肿，可用干棉球轻揉，促使其消散。

此 3 个。如为双侧坐骨神经痛，也可酌情两侧同取。

［操作］患者取俯卧位，穴位选定后以指痕作标志，严格消毒，覆盖洞巾，用 0.5% 普鲁卡因 2～3 毫升于切口处行 2 厘米×3 厘米的皮丘麻醉，并稍加压使麻药扩散。然后用刀片顺皮纹方向切口约 1 厘米，深达皮层，分离皮下组织，分离时要由浅入深，逐层深入，进钳要先闭，出钳要先张，一闭一张，禁止在组织内合钳。自始至终用中号弯钳垂直向深部作十字样钝性分离，直至出现酸、麻、胀、热或触电感，并沿膀胱经或坐骨神经通路传导，然后左手挟持钳体紧按皮肤，右手把持钳柄行闭式弹琴样摇摆或撬杠式弹拨 2～3 分钟，使酸、胀、麻、热或触电感上达腰背，下传足，以加强刺激增强感应（即得气），稍压片刻取出止血钳，挟持羊肠线（长 8～15 厘米，绕成线团）从原孔植入感应最强处，再加重手法，重复弹拨 1～2 分钟，再次出现上述感传后，将止血钳旋转 90° 松开线团，左手紧按皮肤，右手拔出止血钳，检查有无肠线带出或出血，拭净表皮血迹，一针缝合。7 天后拆线，若疼痛缓解不显，可继续作第 2 次。

［适应证］坐骨神经痛。据报道，经用此法治疗坐骨神经痛 1100 例，近期疗效随访 420 例，总有效率 90.63%，远期疗效随访 680 例，总有效率 92.63%。

3. 针刺加"751"注射液

［处方］红花 250 克，氨基比林 100 克，当

穴位割刺与埋线疗法要点提示：器械准备和技术操作按无菌手术程序进行，唯独肠线要粗。

归300克，葡萄糖100克，苍耳子400克，0.5％吐温-80 5毫升，姜黄500克，加注射用水至1000毫升。

将苍耳子加水煎煮（煮透为度），然后加入红花、当归、姜黄再煎30分钟，过滤，将滤渣再煎30分钟，过滤，合并2次滤液。浓缩至糖浆状，加3倍量乙醇，静置24小时，过滤，回收乙醇。再加乙醇使含量达60％，同法处理并回收乙醇，浓缩至400毫升，加0.2％的活性炭、葡萄糖、0.5％吐温-80、氨基比林，加注射用水至1000毫升，高温处理、冷藏24小时，纸浆过滤，再用垂熔漏斗过滤、分装，100℃灭菌30分钟，备用。

［操作］取穴和操作在疼痛区或找准痛点，局部常规消毒。用7号封闭针头垂直刺入病变位置，并穿透疼痛的肌肉，提插或捻转使之得气（酸、麻、胀、痛），留针。然后在痛点四周斜刺毫针4根（其深度可视病变深浅而定），针尖均朝向中央。强刺激达病人最大耐受量时即可拔出。最后自中心封闭，针头由深至浅缓慢注入"751"注射液4～5毫升。

［适应证］坐骨神经痛。

4. 复方马钱子散

［处方］土鳖虫、川牛膝、甘草、麻黄、乳香、没药、全蝎、僵蚕、苍术各720克，生马钱子6000克。

［制法］将生马钱子置铁锅中，加水适量，慢火煮沸，8小时后取出，剥去外皮，切成0.5～1毫米的薄片，晾干，炒至呈均匀的棕褐

服药后1小时可见头晕目眩、脊背发麻或腰背肌群有紧缩感等症状，但反应轻无须处理。如反应较重，腰痛剧烈，可饮白开水一碗，或肌内注射苯

巴比妥钠0.1克。未见其他明显不良反应。有严重心、肝、肾疾患以及孕妇忌服。

色。乳香、没药置铁锅内加热，并以灯芯去除油质，烘干。全部药物混合粉碎后过100～120目筛，粗渣再次粉碎，使全部过筛为末。混匀，分装成胶囊，每粒含散剂0.25±0.05克。

〔服法〕每晚睡前服药1次，每次5～10粒，用黄酒30～60毫升加适量白开水送服，药量自小量（5粒）开始，每晚增加1粒，至服药后出现腰痛加重或腰脊有紧麻感的反应时即不再增量（量多不能超过10粒）。连服2周为1疗程，间隔停药2～3天。病情完全缓解后，每晚减服1～2粒，继服2～3周以巩固疗效。服药期间不宜剧烈活动。

〔适应证〕主治腰椎间盘突出压迫神经根引起的坐骨神经痛。据报道总有效率为95％。

5. 蕲蛇全蝎散

〔处方〕蕲蛇、蜈蚣、全蝎各9克。

〔制法〕将各药焙干研粉，混匀，等分成8包。

〔服法〕首日2包，上下午分服；以后每日1包，7天为1疗程。一般1～2个疗程即可收到明显效果，甚至痊愈。疗程间隔3～5天，服6剂药后一般可出现全身及局部发汗灼热感，有的虽可出现短暂的疼痛加剧，但以后可逐渐减轻至痊愈。

〔适应证〕坐骨神经痛。

## ■ 骨痹证治

骨痹证为五体痹证之一。凡风寒湿热等邪

侵入骨及关节，阻滞经脉气血，出现关节疼痛、肿胀或红肿热痛，甚至关节变形弯曲、僵直、不能站立行走者谓之骨痹证。

骨痹证是以骨与关节症状为主的一类疾病。《黄帝内经》对骨痹的病因病机、证候、治则等作了详细阐述。《素问·痹论》说："风寒湿三气杂至合而为痹也……以冬遇此者为骨痹"，痹"在于骨则重"，"骨痹不已，复感于邪，内舍于肾。"《素问·长刺节论》说："病在骨，骨重不可举，骨髓酸痛，寒气至，名曰骨痹。"《灵枢·寒热病》说："骨痹，举节不用而疼，汗出烦心。取三阴之经，补之。"《素问·逆调论》说："人有身寒，汤火不能热，厚衣不能温。然不冻慄，是为何病？岐伯曰：是人者素肾气胜，以水为事，太阳气衰，肾脂枯不长，一水不就胜两火，肾者水也，而生于骨，肾不生则髓不能满，故寒甚至骨也。所以不能冻慄者，肝一阳也，心二阳也，肾孤藏也，一水不能胜二火，故不能冻慄，病名曰骨痹，是人当挛节也。"《素问·气穴论》说："积寒留舍，荣卫不居，卷肉缩筋，肋肘不得伸，内为骨痹，外为不仁，命曰不足，大寒留于溪谷也。"

汉·张仲景《金匮要略》将风寒湿痹病在关节者称为历节，设"中风历节"专篇，其证候是："……寸口脉沉而弱……历节黄汗出"，"盛人脉涩小，短气，自汗出，历节疼，不可屈伸"，"少阴脉浮而弱……疼痛如掣"，"诸肢节疼痛，身体尪羸，脚肿如脱，头眩短气，温温欲吐"等。这些证候的描述和历节的命名与骨

此节说明以下几点：骨痹的形成有内外二因。外因主要是触冒风寒或"以水为事"感受寒湿，三气侵入，"积寒留舍"，聚于关节。内因主要责之于肾虚。平日不固护肾气，不摄纳肾精，以至髓不能满，寒甚至骨。然总因虚而感邪，故"命曰不足"。骨痹的主要症状是：骨重难举，骨髓酸痛，关节不用而痛，汗出烦心，关节拘挛，步履艰难。骨痹的针灸治疗原则，若是以肾虚为主，则"取三阴经，补之"。

痹相符。在治疗上，以风湿为主者，用桂枝芍药知母汤祛风除湿，以寒湿为主者，用乌头汤逐寒祛湿。历节，《诸病源候论》称为历节风，《外台秘要》以其疼痛如同虎咬，故称之为"白虎病"或称为"白虎历节病"，至朱丹溪《格致余论》称为"疼风"。名虽有别，其实相同。

《中藏经》详细分析了骨痹形成的病理机制。"骨痹者，乃嗜欲不节，伤于肾也。肾气内消则不能关禁，不能关禁则中上俱乱，中上俱乱则三焦之气痞而不通，三焦痞则饮食不糟粕，饮食不糟粕则精气日衰，精气日衰则邪气妄入，邪气妄入则上冲于舌，上冲于舌则为不语，中犯脾胃则为不克，下流腰膝则为不遂，旁攻四肢则为不仁，寒在中则脉迟，热在中则脉数，风在中则脉浮，湿在中则脉濡，虚在中则脉滑。其证不一，要在详明。"强调肾虚是引邪入客的关键，而嗜欲不节是造成肾虚的重要原因。因此，固护肾气，保养肾精是预防骨痹的首要环节。

巢氏《诸病源候论·疣目候》细致描述了风湿病常见的风湿小结。"疣目者，人手足边忽生如豆，或如结筋，或五个，或十个，相连肌里，粗强于肉，谓之疣目。此亦是风邪搏于肌肉而变生也。"这种皮下小结，是急性风湿病常见的皮肤表现。结节如豌豆大小，数目不等，带硬性，触之不痛，常位于肘、膝、枕后、前额、棘突等骨质隆起或肌腱附着处。与皮肤无粘连，将皮肤绷紧而抚摸之最易发现。《诸病源候论》的描述可谓相当精确，且明确指出其病

骨痹在《黄帝内经》早有记载，但不够系统。后世医籍虽有论及骨痹者，但均缺乏对病因病机以及辨证论治等方面较为详尽的论述。本病症情较为严重，容易致残，应引起临床医生足够的重视。西医的类风湿关节炎、强直性脊椎炎、骨关节炎、大骨节病、多发性骨髓瘤、痛风等病种出现骨痹的主症时，可参考骨痹辨治。

因是风邪搏于肌肉而变生。

唐·孙思邈《千金方》和王焘《外台秘要》把骨痹与肾痹、肾风同论，列于骨极门下。其理论阐述盖本《黄帝内经》《诸病源候论》，无多发挥。但所载方剂对骨痹治疗有一定参考价值。如"治骨髓中痛方""虎骨酒方""骨节痛无力方"等。其用大量生地黄（生地黄5斤泡酒以地黄汁合酒煎服）治疗骨痹，颇足效法。现代名老中医姜春华教授即以大剂量生地黄治疗风湿性、类风湿关节炎，疗效显著。

宋代《圣济总录》载骨痹方6首，其中丸剂4首，汤剂2首，主要从肾虚和寒湿论治。

清代《张氏医通》曰："骨痹者，即寒痹、痛痹也。其证痛苦攻心，四肢挛急，关节浮肿。"指出骨痹无论虚实，疼痛均较明显，剧者如白虎咬啮，昼夜不宁，痛苦攻心，且多伴有关节肿胀。清代陈士铎《辨证录》认为，治寒型骨痹必须大补真火，非大热无以祛大寒。"此等之病，虽三邪相合，而寒为甚，盖挟北方寒水之势，侵入骨髓，乃至阴之寒，非至阳之热不能胜之也。然而至阳之热，又虑过于虐，恐至寒之邪未及祛，而至阳之水已熬干。真水涸而邪水必然泛滥，邪水盛而寒风助之，何以愈痹哉！"提出用真火汤治之，其中重用巴戟天1两、附子1钱以益真火、驱骨寒，同时又以石斛3钱固护真水，培中有护，水火并顾。

新中国成立后，中西医结合开展对骨痹的研究，取得了很大成绩。其中研究最多的是类风湿关节炎、风湿性关节炎。

近代，骨痹治疗的新疗法不断涌现。如黄藤蒪酒精离子导入法治疗类风湿关节炎，"复方威灵仙"离子透入治疗骨质增生性关节炎，郁红热（舒乐热）熨剂，松梅乐注射液、草乌注射液、苍耳子注射液、"7011"注射液等，以及头皮针、耳针、眼针、梅花针等，大大丰富和发展了骨痹的治疗方法，提高了疗效。

在辨证上，逐步实现标准化，定位、定因、定性，实行辨病与辨证相结合，以便统一标准、观察和评定疗效。

在治则上，近 40 年来，除针对病因祛风、散寒、化湿、清热解毒外，普遍采用了活血化瘀的方法，注意从病理上寻找骨痹的共同点，收到了较好的治疗效果。近代，在活血化瘀原则指导下，结合骨痹病久入络的病理特点，开展了虫类药的使用和研究，如朱良春老中医创制的"蠲痹六虫汤"，以及对全蝎、地龙、土鳖虫、乌梢蛇、露蜂房、水蛭等虫类药的临床和药理研究就是这方面成果的体现。而且在治瘀的同时，注意到了治痰的重要性。临床上，骨痹（特别是慢性期）表现为痰瘀并见者并不少见。

## 病因病理

先天不足，肾气亏乏，后天失养，肾精不充，房事不节，肾精耗损，惊恐伤肾，风寒湿热毒内侵，发为骨痹。肾虚骨弱，痰湿留滞于骨；骨痹日久不愈，反复感邪，则发为肾痹。

1. 肾虚骨弱，感邪发病

先天禀赋不足，肾气亏乏，卫气虚弱，经常感冒，伤风流涕；脾胃素弱，或大病之后，脾胃不壮，食欲欠佳，后天失养，而致肾精不充（《素问·上古天真论》："肾者主水，受五脏六腑之精而藏之，故五脏盛，乃能泻。"）；房事不节，耗精伤液或惊恐伤肾等均可导致肾虚骨弱。若在这种机体状态下，感受风寒湿热毒邪，

骨痹不都属于始发病证，故其病因病机较为复杂。《张氏医通》和《类证治裁》均提到："骨痹，即寒痹、痛痹也。"这种提法有一定的道理。因为寒痹、痛痹的疼痛症状都很剧烈，容易演变为肢踒筋缩、肢节失用的骨痹。其他如历节、痛风、鹤膝风等亦有类似情况。骨痹的外因并不只限于感受寒邪，六淫之邪皆可致病。至于感邪的诱因可以多种多样，或饮酒当风，或水湿浸渍，或露宿乘凉，或淋雨远行，或嗜食辛辣厚味等，不胜枚举。

则邪气直趋入骨和关节，发为骨痹。

**2. 外伤瘀血**

骨与关节外伤，瘀血不除，阻闭经络，气血不通，津液积聚，化湿生痰，渐使关节肿胀变形，屈伸不利，僵直硬化，终成顽痹。

本病病理产物为痰湿瘀血。痰湿之邪可由脏腑虚弱（主要是脾、肺、肾），由内而生，流注于关节，也可由经络阻滞，津液积聚而成。痰湿常与寒、热相伍，或为寒凝之痰湿，或为热炼之痰湿。聚于关节腔内，可使关节肿胀；流窜于经络，可见走注疼痛。痰湿常与瘀血挟杂，互为因果，形成恶性循环。骨痹之病，多有瘀血。肾虚骨弱，关节失养，可因虚而瘀；外邪侵入经络骨节，可因阻而瘀；外伤于骨节，血溢于经，可因伤而瘀。临证当详辨痰、瘀之轻重，治疗亦当有所侧重。

骨痹初期多实、热，后期多虚、寒。病之新得，邪气正盛之时，正邪交争，往往表现为实证。风热、湿热、热毒之邪交互并侵，或寒湿化热，均可表现为热证。故患者初期多有低热或高热、关节红肿热痛、面赤舌红之热象。当然，病之初起就表现为寒象者亦不罕见，此种患者多见于老年或体弱之人。痹久不愈，耗伤阳气、津血，故后期多表现为虚、寒。久痛入络，疼痛亦可由初期的疼痛较剧转为疼痛隐隐。

## 诊查要点

**1. 病史**

注意询问有无久居湿冷之地、长期潮湿作

业、暴受雨淋，蹚水过河、汗出当风等感受外
邪的病史，有无外伤史。

2. 关节征

一个或数个关节酸痛、胀痛、刺痛或游走
窜痛，关节腔内肿胀。局部皮肤红肿热痛，忌
触忌按，或皮肤寒冷苍白。步履艰难，关节屈
而不伸，活动受限。有的反复发作，缠绵难愈，
随天气、季节的变化而起伏波动；有的日久不
愈，关节粗大变形，僵硬固定，终成废肢。

3. 全身征

骨痹初期或缓解后复发，多伴有发热、恶
寒、头痛、身痛或酸胀，或头重如裹、汗出黏
滞，身热不扬，或肢冷畏寒，面白唇淡或紫，
食欲不振，懒言乏力，汗出心烦，失眠多梦等。
久痹不愈，反复发作，可出现消瘦，患肢肌肉
轻度萎缩；累及于心，可见心悸气短、胸闷心
痛、口唇青紫、脉结或代；累及于肾，可见浮
肿少尿、脊柱僵直、不能俯仰等。

4. 鉴别诊断

骨痹要注意与骨痿、鹤膝风相鉴别，见表 3-2。

根据古代医家对骨
痹证候的描述，骨
痹的临床表现大致
有以下特点：关节
或肌肉疼痛剧烈；
肢体酸胀重着；关
节肿胀，甚则变形；
肢体僵硬，屈曲难
伸；汗出烦心。

### 表 3-2　骨痹、骨痿与鹤膝风的鉴别诊断

| 病名 | 病因病机 | 关节疼痛 | 关节肿胀 | 关节变形 | 肌肉萎缩 | 包括现代医学疾病 |
|---|---|---|---|---|---|---|
| 骨痹 | 风、寒、湿、热、毒邪由外而入，壅滞骨与关节，经脉气血闭阻 | 均有，多为对称性、游走性 | 多有，可为一个或数个关节 | 有或无 | 轻或无 | 风湿性关节炎、类风湿关节炎、痛风性关节炎、老年退化性关节炎、骨质增生性关节炎、感染中毒性关节炎、大骨节病、氟骨症等 |

（续表）

| 病名 | 病因病机 | 关节疼痛 | 关节肿胀 | 关节变形 | 肌肉萎缩 | 包括现代医学疾病 |
|------|---------|---------|---------|---------|---------|----------------|
| 骨痿 | 肾气热或邪热伤肾，肾精亏乏，骨髓空虚 | 无 | 无 | 无 | 明显 | 小儿麻痹后遗症等 |
| 鹤膝风 | 三阳亏损，风邪外袭，阴寒凝滞，痰湿流注于关节 | 多有 | 明显，多为一个关节，甚者红赤焮热或色白漫肿，溃后流脓淌水，久不愈合 | 有 | 明显，形如鹤膝 | 膝关节结核等 |

## 辨证论治

1. 风湿型

［主证］游走性关节酸痛、肿胀，屈伸不利，伴恶风发热汗出，身体重痛，舌淡红，苔薄白或白腻，脉浮缓。

［治则］疏风解表、祛湿通络。

［方剂］羌活胜湿汤（《内外伤辨惑论》）化裁。

［处方］羌活、独活各12克，防风9克，汉防己9克，秦艽12克，川桂枝9克，白芍9克，透骨草15克，破骨风15克，炙甘草6克，生姜5片，大枣3枚。

［用法］水煎服。

［方义］羌活、独活、防风、秦艽、透骨草、破骨风祛风除湿；桂枝、芍药调和营卫，活血通络；芍药甘草汤疏筋止痛，缓解拘挛。

［加减］关节肿胀明显加薏苡仁30克，土

此型多见于骨痹初期。风湿侵袭关节，经脉气血瘀闭不通，故关节疼痛肿胀；风善行而数变，故疼痛呈游走性；关节主屈伸运动，邪客关节，则屈伸不利；风伤营卫，营虚卫弱，故恶风、发热、汗出、脉浮缓；湿邪重浊沉滞故身体重痛。

破骨风为木犀科植物光清香藤或清香藤的根及茎，《中国药植志》："治跌打损伤，有钻筋透骨之效。主治腰痛，腿痛等，亦有去骨中风寒之效能。"

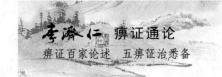

茯苓 15 克；关节痛甚拘挛重用芍药，加鸡血藤、大血藤各 12 克，制川乌、制草乌各 3 克；痛在下肢加川牛膝 9 克；头痛加藁本 6 克，蔓荆子 6 克，香白芷 6 克；项背僵痛加粉葛根 20 克；若恶寒无汗加炙麻黄 9 克，西河柳 15 克。

［外治］

（1）水蓼熏洗方

组成：水蓼 50 克，透骨草 20 克，川芎 25 克，炙麻黄 20 克，川桂枝 15 克，羌活、独活各 30 克，冰片 3 克，香白芷 9 克，葱白 40 克，生姜 10 片。

用法：前 6 味，加水 3 升，煮沸后待 15 分钟加入后 4 味，再待 5 分钟，连药带汤一并倒入大口茶缸中，将茶缸四周用棉絮包裹保温，缸口对准疼痛部位熏蒸，用毛巾将缸口四周封好，勿使漏气，以能耐受为宜，约熏半小时，每日 1 次。本方可开毛窍、发腠理、逐风湿、通经活络。

（2）解痛布

组成：肉桂 12 克，附子 12 克，川乌 12 克，大黄 9 克，当归 12 克，地龙 6 克，僵蚕 6 克，白芍 6 克，白芷 9 克，乳香 6 克，没药 6 克，木香 6 克，川芎 6 克，半夏 9 克，细辛 3 克，独活 6 克，秦艽 6 克。

用法：将上药均研细末，用高粱酒调如薄糊状，再加生姜汁，用棉花浸透，晒干或烘干，将浸透晒干的药棉，外包纱布一层，左右两边用松紧带，可套在关节上或其他痛处。对四肢关节酸痛的效果最佳（见《中医研究工作资料汇编》第二集）。

水蓼：蓼科植物水蓼的全草，味辛，性平。能化湿行滞、祛风消肿，其挥发油具有辛辣味，有刺激性。

（3）发疱疗法

用鲜威灵仙、毛茛或斑蝥，研敷关节痛处，敷后 8～12 小时，觉有烧灼疼痛或蚁行感时取下，刺破皮肤水疱，以消毒纱布覆盖。孕妇慎用。

［专方］

风湿痹痛丸

组成：虎骨（油炸酥）9 克，当归 9 克，羌活 9 克，川续断 9 克，川牛膝 9 克，补骨脂（酒炒）9 克，乳香（醋炙）9 克，没药（醋炙）9 克，自然铜（醋煅）9 克，透骨草 9 克，木瓜 9 克，土鳖虫 9 克，骨碎补 9 克，追地风 9 克，川芎 9 克，千年健 9 克，马钱子（砂烫去毛）9 克，麻黄 12 克。

> 虎骨现为禁用品，可用狗骨、猴骨、熊骨、豹骨等代替。

制法：上药遵法炮制，共碾为细面，炼蜜为丸，每丸重 6 克（含药量每丸约 2.4 克）。

用法：每服 1 丸，早、晚各 1 次，用黄酒或白开水送下。

注意事项：①服药后应避风寒，手足勿着凉水，忌食生冷食物，禁房事，不宜做剧烈活动。切忌茶水送服药丸。②本品口服后，个别患者会出现肢体微微颤动、头晕、皮疹等反应，反应轻者不必停药，反应重者应减量为每晚睡前只服 1 丸或暂停服。③初服本品，有些患者症状可加重，若继续坚持服，可先从小剂量开始逐渐增加（如开始每服半丸，服 3～5 日后再增至 1 丸，直到痊愈），一般经服 2 周后即可见效。

> 特别提醒：凡素体阴虚火旺，肺结核或心脏病、高血压、肝病、严重贫血及各种出血证患者禁服。孕妇或产后不满 3 个月的妇女及 12 岁以下的儿童忌服。

寒则凝滞关节，湿则阻塞脉道，故关节冷痛；湿邪滞浊，寒痰凝聚，流注关节则痛有定处，关节肿胀，日久不愈，湿痰瘀血积聚则关节变形；寒伤阳气，肢体失煦，则皮寒身冷，寒甚至骨；热能助阳散寒，酒能温通血脉，故得热或饮酒则舒；舌脉均为寒湿郁遏之象。

根据笔者经验，塑料布与中药易起化学反应，可造成皮肤中毒，且药物不易透过。宜用纱布、芭蕉叶之类。

## 2. 寒湿型

［主证］关节冷痛，多有定处，甚或关节变形，患处皮肤发凉，脚肿不红，自觉寒甚至骨，得热则缓，饮酒则舒，舌淡苔白腻，脉沉迟。

［治则］温经散寒、除湿止痛。

［方剂］乌头汤（《金匮要略》）化裁。

［处方］制川乌、制草乌各 6 克（先煎），炙麻黄 9 克，川桂枝 9 克，北细辛 3 克，骨节草 9 克，透骨草 15 克，汉防己 9 克，羌活、独活各 9 克，露蜂房 15 克，炙甘草 6 克，生姜 5 片，葱白 1 根。

［用法］水煎服。

［方义］川乌、草乌逐寒止痛，麻黄、桂枝、细辛、生姜、葱白发表温经、宣通阳气；骨节草、透骨草、露蜂房、汉防己、羌活、独活透骨逐风、散寒祛湿；甘草调和诸药。

［加减］畏寒唇紫，四肢不温加巴戟天 9 克，淫羊藿 9 克，上肉桂 3 克；关节屈伸不利加伸筋草 9 克，宣木瓜 15 克，川牛膝 9 克；关节变形，粗大僵硬加全蝎、地龙、蕲蛇各 15 克，蜈蚣 4 条，共研细末，每服 3 克，随汤送服；关节痛甚加服九分散（冲服）0.6 克，每日 3 次；关节有积液加服控涎丹 2.4 克，每日 2 次。

［其他疗法］

（1）巴豆饭外敷法

用法：取巴豆（干品）10～15 克，捣烂成泥，加入适量热大米饭混匀，置塑料布或芭蕉叶上敷于患处（以不烫伤皮肤为宜），用纱布绷带或其他布条固定即妥。

注意：时间不超过 8～10 小时；过敏性皮疹可口服抗过敏药；以睡前敷为好；洗净配药食具及工具，以免中毒。

（2）止痛搽剂

组成：生半夏、生南星、生川乌、生草乌各 30 克，用 50％酒精 500 毫升。

用法：将诸药入酒精中浸泡 1 周后，以棉花蘸搽肿痛处，每日 2～3 次。

功用：止痛消肿。不可内服。

（3）郁红热熨剂

本品是由郁加里、红花、川乌、独活、苍术、姜黄、细辛、樟脑、薄荷、艾叶、芥子、松节、乳香、川芎等 14 种中药和化学发热剂配制而成的粉状物质（现已制成中成药），置于双层塑料袋中，使用时撕去外层塑料袋，稍加揉搓敷在患处即可发热。温度达 45～55℃，持续 24～36 小时，如需热量大，可多揉搓几次，放置在压痛点明显的部位，如果温度太高，可变换位置或加垫毛巾来调节温度。若中断使用，可将热熨剂重新放入塑料袋内，将口缚紧，即可再次使用。5 袋为 1 个疗程（每袋用 24 小时）。

（4）一粒金丹（又名提虎丹）

组成：炒草乌、五灵脂、白胶香（另研）、没药（另研）、当归各 30 克，炒地龙、木鳖子仁、煅细墨、乳香（研）各 15 克，麝香（另研）3 克。

制法：共研为细末，糯米糊和丸，梧桐子大。

用法：每日服 2～3 丸，温酒送下，遍身微

郁加里：桉树叶，作药用者主要是蓝桉和大叶桉两种。临床应用方面，二者基本一致。蓝桉：别名灰杨柳、白树油树、玉树、小球桉树、黄金树、蓝油木、郁加里；大叶桉：又称大叶郁加里。桉叶油有杀菌、消毒、祛痰、降压等多种功能。蓝桉的精油成分具有抗氧化作用，并具有消炎、健胃作用，民间用于治疗风湿性关节炎、胃炎及妇科炎症等。

汗为效。

3. 湿热型

[主证] 关节红肿发热、酸胀疼痛、得凉则舒、屈伸不利，伴全身低热或自觉周身发热，多汗，头身重痛，心烦口微渴，颜面潮红或萎黄晦滞，口苦黏腻，食欲不振，舌红苔白厚腻或黄腻，脉滑数或濡数。

[治则] 清热化湿、宣痹止痛。

[方剂] 宣痹汤（《温病条辨》）。

[处方] 防己 15 克，杏仁 15 克，滑石 15克，连翘 9 克，山栀子 9 克，薏苡仁 15 克，半夏（醋炒）9 克，晚蚕沙 9 克，赤小豆皮 9 克。

[用法] 水煎服。

[方义] 方中防己祛湿清热，通利关节；杏仁宣降肺气，通调水道；滑石清下焦湿热，二药配伍，畅达三焦，使湿热从小溲而出。山栀子清泄三焦之热，薏苡仁、赤小豆皮清利经络之湿，半夏、晚蚕沙化湿开郁，连翘轻清透表。诸药合用，共奏清热化湿，宣痹止痛之功。

[加减] 痛甚加片姜黄 9 克，海桐皮 9 克；热甚加土茯苓 50 克，金银花藤 20 克；小便短少加木通 9 克，车前子（布包）15 克，关节肿胀积液加白芥子 9 克，茯苓皮 15 克；便结加酒军6 克，元明粉 15 克；关节强硬加炙甲片 15 克，全虫 6 克。

[其他疗法]

（1）黄药外敷法

组成：生干燥象皮粉 1 克，蜂蜜 300 毫升，冷开水 100 毫升。

外感湿热或寒湿郁久化热，热灼筋脉，湿流关节，故关节红肿热痛、屈伸不利；热蕴湿中，热蒸湿动，湿热上熏，故心烦口微渴、身热面赤、口苦黏腻；湿阻中焦则食欲不振，舌脉亦为湿热浸淫之象。

据文献报道，一般在 1～5 分钟开始感

制法：三者混合搅匀后备用，制成的混合液呈显著酸性，pH＜5，又称"黄药"。

用法：使用时将黄药涂于发炎关节的表面，每2小时用1次，用药期间患部禁止过多活动，禁入冷水。

（2）穴位外敷法

对游走性关节炎，取穴大椎、阳陵泉、肩髃、曲池、肾俞、天宗、阿是穴；腰骶关节炎，取穴次髎、阳关、大肠俞；肥大性脊椎炎或类风湿脊柱炎，取病变部位的脊椎上下左右旁开1寸为主，配合循经取穴；其余各种关节炎，局部与循经穴位配合。选好穴位后，取发疱散（斑蝥3份，腰黄5份，共研末）0.3～0.6克，置普通膏药上，贴后外用胶布固定，24小时局部起疱后揭去膏药，用消毒针穿刺，排出分泌液，并清洁局部，换敷青冰散（冰片、青黛、浙贝母、天花粉、赤芍、月石、煅石膏），24小时后换贴阳春膏（桂心、丁香、乳香、没药、牛膝、血竭、麝香），于72小时取下（如有分泌液可续贴）。每次选用2～4穴，最多不超过8穴。敷贴不愈，可再进行第2次，一般治疗2～3次（如需继续，中间可适当休息5～7天后再继续敷贴）。有报道治疗109例，17例疼痛消失，活动不受影响，25例疼痛消失，尚有酸胀感觉；44例疼痛减轻，23例无变化。

4. **热毒型**

［主证］关节发红，疼痛剧烈，痛苦攻心，手不可触，关节红肿，时出黄色黏汗。伴全身高热，面赤气粗，口渴咽干，心烦躁动，溲黄

到用药的关节局部清凉，肿痛减轻。功能障碍大部分有明显改善，每次药效高峰在1～2小时，见效甚快，用药时间最短者不到1天，最长者35天，多数为1～2周。治疗24例，显效12例，有效11例，无效1例。

外感热毒，或脏腑蕴热，复感风热毒邪，热毒流注关节，

灼伤筋脉，气血阻闭，关节红肿热痛；热毒充斥，上扰心神，伤津耗液故身热面赤，心烦躁动，溲黄便结，舌绛苔黄燥，脉洪数。此型多见于感染中毒性关节炎，可继发于其他感染之后，如胆囊炎、上呼吸道感染以及其他感染灶，故全身症状多较明显。

便结，舌红绛苔黄燥，脉洪数有力。

[治则] 清热解毒、凉血止痛。

[方剂] 二十四味败毒散（《景岳全书·新方八阵·因阵》）化裁。

[处方] 土茯苓100克，炒黄柏15克，肥知母15克，栀子9克，连翘15克，忍冬藤9克，当归9克，生地黄50克，杭白芍15克，甘草9克，干地龙6克，牡丹皮9克。

[用法] 水煎服。

[方义] 本方以土茯苓为君，佐连翘清热解毒；黄柏清下焦之火，知母清中焦之热，栀子清利三焦；重用生地黄配当归以滋阴养血，清血分之热，芍药、甘草缓急止痛；牡丹皮、忍冬藤、干地龙凉血清热、活血通络。

[加减] 关节积液多加薏苡仁30克，白茯苓15克，木通9克；痛不可忍加闹羊花0.6克，生川乌、生草乌各3克；咽喉肿痛加桔梗9克，山豆根9克；舌红苔少口渴加北沙参15克，杭麦冬15克。

[其他疗法]

（1）复方闹羊花侧根药蛋

方一：鲜闹羊花侧根500克，牛膝60克，甘草60克，鸡蛋10个（初次服药及年老体弱者用）。

方二：鲜闹羊花侧根625克，牛膝90克，甘草90克，竹鞭笋60克，鸡蛋10个（适用于服上方无反应者）。

竹鞭笋为旱竹根部，横卧土中之茎的嫩尖部，即鞭笋。

制法：将鸡蛋煮熟后，去蛋壳，放入药物，文火熬6天6夜待蛋白变黑，蛋黄微黑即可。蛋

即是药。

用法：每天蒸一个蛋，早饭后吃，应注意蛋的温度，以不烫手为宜，10 天为一个疗程。每疗程间隔 7 天，服药期间禁食肉类、鱼类及有刺激性的食物。吃药蛋后如有过敏现象，可选下列一方：①绿豆 120 克，生姜 5 片，水煎服；②生甘草 60 克煎汤，鸡蛋 3 个用汤冲服；③六月雪、绿豆各 30～60 克，水煎服。

服药后少数病人有体温升高、关节肿胀、齿龈出血、视物模糊等副作用。关节肿痛可不处理，停药后自行消退。心血管疾患、青光眼、孕妇、身体极度消瘦者禁用。

（2）蜂毒疗法

①蜂螫法

蜂螫疗法是非常古老的方法，许多学者认为蜂螫法比蜂毒的其他疗法效果均好。方法是用手或镊子夹住蜜蜂放到选定的皮肤上，蜜蜂立刻将螫针刺入皮内，蜜蜂飞走后，将其螫针和螫刺器官都留下，并继续收缩数分钟，直到毒汁排空为止，将螫针拔出。剂量和疗程如下：第一日用 1 只蜂螫，以后每日增加 1 只，10 次为 1 疗程。如第 1 疗程未效，即应停止治疗。

②注射法

目前各国所用注射剂尚无统一的标准规格。我国的蜂毒注射剂（风湿停）中含 0.25％盐酸普鲁卡因，每 0.1 毫升含蜂毒 1 个单位。用量从 0.1 毫升开始，每天皮内注射 1 次，每隔 1～2 日增加 0.3 毫升，增加到 0.5 毫升作为维持剂量，每疗程蜂毒总量为 5 毫升，完成每个疗程

文献报道用本方治疗类风湿关节炎 58 例，治愈 32 例，好转 24 例；治疗风湿性关节炎 42 例，治愈 31 例，好转 11 例。

据报道，本治疗方法对于风湿性关节炎和类风湿关节炎的有效率分别达 97％和 71％。

后休息 3～4 天，再开始另一个疗程。当完成 4 个疗程后，休息较长时间，根据病情决定是否再行蜂毒治疗。

5. 痰瘀型

［主证］关节肿胀明显，疼痛剧烈，屈伸不利，或关节变形。寒热不显，夜间两臂或两腿常觉抽掣，两手寒战，舌紫暗或有瘀斑，苔白腻或白滑，脉弦滑。

［治则］化痰开瘀、活血通络。

［方剂］趁痛散（《丹溪心法》）合指迷茯苓丸（《证治准绳》）化裁。

［处方］法半夏 12 克，白茯苓 12 克，炒枳壳 6 克，芥子 6 克，桃仁 9 克，红花 9 克，制乳香、制没药各 6 克，广地龙 6 克，炮山甲 6 克，蜣螂虫 9 克，全当归 6 克，炙甘草 9 克，橘络 9 克。

［用法］上药水煎后另兑入竹沥水 30 毫升，生姜汁 10 毫升，分 2 次服，每日 1 剂。

［方义］半夏、茯苓、芥子温化寒痰；"竹沥行痰，通达上下百骸毛窍诸处……痰在四肢可散，痰在脏腑经络可利，痰在皮里膜外可行"（《本草衍义》），但非姜汁配合不能行经络，故竹沥配姜汁、橘络以开经络之痰；枳壳利气行痰；桃仁、红花、乳香、没药、当归活血化瘀；更以地龙、穿山甲、蜣螂虫搜风剔络，逐瘀开痹；甘草调和诸药，合之共奏化痰开瘀之功。

［加减］上肢臂痛加片姜黄、川桂枝各 9 克，腰骶冷痛者加鹿角霜 9 克，小茴香 4.5 克；下肢痛者加川牛膝、宣木瓜各 9 克；多痰，时

经络为风寒湿邪所阻，久必生痰生瘀，痰瘀互结故疼痛多较固定，痰瘀聚于关节则关节肿大变形；夜间痰动则四肢抽掣、两手寒战；瘀血阻络则舌紫暗或有瘀斑，痰阻血分则脉弦滑。

眩冒者加服控涎丹 3 克。

［其他疗法］竭竹丸（自拟）

组成：血竭、乳香、没药、水蛭、当归、生地黄各 40 克，虎胫骨（酥制）25 克（或用狗脊骨 40 克代替），半夏、茯苓、白芥子各 30 克。

制法：上药共研细末，以适量蜂蜜加竹沥水 60 毫升，生姜汁 25 毫升，水泛为丸，每丸 6 克。

用法：每次 1 丸，早晚空腹服（本方据《明医指掌》麒麟竭散化裁而来）。

6. 肾虚尪羸型

［主证］骨节粗大变形、僵直固定、屈直不伸，身体羸瘦，肌肉萎缩，腰脊无力，步履艰难，甚至长年卧床不起，舌淡苔白，脉沉细弱，两尺尤甚。

［治则］益肾蠲痹。

［方剂］朱氏益肾蠲痹汤加减。

［处方］生地黄、熟地黄各 15 克，炙蜂房 9 克，炙乌梢蛇 9 克，炙地鳖虫 9 克，炙僵蚕 9 克，炙蜣螂虫 9 克，炙血竭 6 克，炙蜈蚣 2 条，当归 15 克，淫羊藿 12 克，虎胫骨酥炙 15 克（可用狗脊骨 40 克代），骨碎补 9 克，鹿角胶（烊化冲服）9 克，炙甘草 10 克，鹿衔草 12 克。

［用法］水煎服。

［方义］地黄、当归、鹿角胶益精养血；骨碎补、鹿衔草、淫羊藿、虎胫骨补肾壮阳，健骨坚筋；六虫搜足剔络，直捣凝痰固瘀；甘草调和诸药。本方阴阳并补，痰瘀并逐，实为治疗尪痹之效方。

骨痹日久，痰瘀凝聚，骨节粗大变形；累及于肾，精血亏耗，肾气虚弱，骨髓肌肉失养，腰府失荣，则身体羸瘦，肌肉萎缩，腰脊无力，舌脉均为肾虚骨弱之象。

［加减］肌肉羸瘦，舌质瘦薄少苔者重用生地黄至 50 克，北沙参 15 克；肢冷畏寒加淡附片 9 克，巴戟天 9 克；腰骶僵硬，不能俯仰加龟板胶（烊化冲服）9 克、炙山甲 6 克；颈项不舒加粉葛根 30 克。若服汤有蚁行感，此为虫类引起的过敏反应，可取蝉衣 6 克，徐长卿 10 克，地肤子 15 克煎汤服，三、四日可解除。一般服上方 10 剂左右，若症状减轻，则宜丸药缓图，以收全功。

## 【附】朱氏益肾蠲痹丸

朱氏益肾蠲痹丸乃国医大师朱良春所创。朱老认为，顽痹病变在骨，骨又为肾所主，而督脉能督司一身之脉，故"益肾壮督"是治本之道，可以增强机体免疫功能，调整骨质代谢，对根治本病起着决定性作用。朱老通过长期实践，明确指出："对久治不愈者，非一般祛风、燥湿、散寒、通络之品所能奏效，必须扶正培本、益肾壮督治其本，钻透剔邪、蠲痹通络治其标。临床上除选用草木之品养血补肾培本外，又借虫类血肉有情之品，

组成：

（1）熟地黄 100 克，当归 90 克，鹿衔草 90 克，炙露蜂房 45 克，炙乌梢蛇 60 克，炙全蝎 25 克，炙蜈蚣 25 克，淫羊藿 80 克，钻地风 90 克，甘草 40 克，寻骨风 90 克，伸筋草 60 克，炙地龙 50 克。

（2）鸡血藤 100 克，老鹳草 100 克，苍耳子 100 克。

用法：先将（1）组药共研极细末，再将（2）组药中鸡血藤、老鹳草、苍耳子等煎取浓汁泛丸。每服 6 克，每日 2 次。

功用：益肾壮督，蠲痹通络。

主治：类风湿关节炎、风湿性关节炎、颈腰椎骨质增生等属顽痹之关节肿胀、变形、僵硬者。症见身体羸瘦，汗出怯冷，腰膝酸软，关节疼痛反复发作，经久不愈，筋挛骨松，关节变形，甚至尻以代踵，脊以代头，苔薄质淡，脉沉细软弱等。

方义：类风湿关节炎是一种周期性、终身性、免疫性疾病，易反复发作，缠绵难愈，留下不同程度的骨膜、骨质、骨关节破坏而致终身残疾。益肾蠲痹丸选用补肾培本之熟地黄、淫羊藿、骨碎补、当归之外，又取钻透剔邪散瘀涤痰的蜂房、全蝎、僵蚕、乌梢蛇等，共奏益肾壮督，蠲痹通络之效。在立法用药、配伍组方上，标本兼顾，攻补兼施，辨证与辨病相结合，大队虫类药与草木药融为一体，突破了常规用药方法，故临床用于治疗顽痹（类风湿关节炎）可收到良好的效果。

注意事项：若风湿热蕴结，阴虚火旺时应慎用，风药多燥，以防伤阴；妇女月经量多，经期暂停服。阴虚咽干口燥者，另加生地黄 10 克，麦冬 10 克，石斛 10 克，泡茶送服。药后肤痒，可取徐长卿、地肤子各 12 克煎服，约 3～4 日能解除。

［其他疗法］

（1）雷公藤合剂

组成：雷公藤 2500 克，制川乌、制草乌各 320 克，红花、炒杜仲各 180 克，当归、生黄芪各 180 克。

制法：上药加水 7500 毫升，煎取药汁 3000 毫升；药渣再加水 7500 毫升，煎取药汁 5000 毫升，药渣第二次加水 4000 毫升，煎取汁 2000 毫升。

3 次共取药汁 10 000 毫升，待冷后加入 50～60 度白酒 10 000 毫升，混匀，分装入洗净的盐水瓶中存放 1 年，毋需加防腐剂。临服时，

搜风逐邪，散瘀涤痰，标本兼顾，奏效自著。"

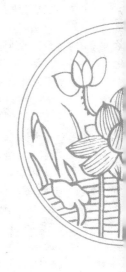

麝火疗法是通过火灸、敷贴膏药、内食发物及饮用药酒来治疗疾病的一种方法。该疗法是一种灸贴同用、内外并治的综合疗法，多用于治疗寒湿痹证（寒湿性关节疼痛，肌肉酸痛等）。清末陆清洁《万病验方大全》中载有以麝香、辰砂、硼砂、细辛、皂刺、川乌、硫黄制成"香硫饼"，局部火灸治疗寒湿痹。本疗法在近代有所发展。

每瓶合剂加白（冰）糖100克，溶化后分服。

用法：15周岁以上，每次服20～50毫升（儿童减半），每日3次，饭后服，3～6个月为1个疗程。据报道，治疗92例类风湿关节炎，总有效率达83.7%。症状改善最快者为半个月。多数需1个月以上。

（2）麝火疗法

◆药物制备

①麝火药块：取麝香12克，明雄黄、朱砂各8克，硫黄210克。先将硫黄置入铜锅或铝锅内于武火上熔化，至锅内产生蓝色火焰时，将研细和匀的其余三药倒入锅内，迅速搅拌均匀，待锅内再度产生蓝色火焰时，速端锅将药立即倒在备好晾干的土砖上摊平，此时药料仍在燃烧，再将备好的黄草纸迅即盖在药料上，使火焰立即熄灭，然后待药料冷却，再将其分成小块装瓶密封备用。操作时动作要迅速，切勿使药料烧透，整个制作过程需5～6分钟。

②拔毒膏：麻油500克，黄丹210克，同置铁锅内以文火煎熬20分钟左右，至滴水成珠、不粘手时即成。用干净竹片取少许膏药薄摊一层于约4厘米×4厘米油纸上，制好数百张备用。

③追风酒：当归、川芎、白芍、熟地黄、生地黄、茯苓、红枣、杜仲、枸杞、川牛膝、香附、羌活、独活、寻骨风、木瓜、桂枝、荜茇各15克，水蛭、土鳖虫、田三七、红花、全蝎、蝉蜕、生川乌、生草乌各9克，乌梢蛇30克，蜈蚣16克，马钱子4.5克。将28味中药置

于白酒4000毫升中浸泡20天即可，每次服15～20毫升，每日3次。

◆施治步骤

麝火疗法施治步骤有四：一烧、二贴、三发、四饮，按先后次序分述如下：

一烧：即烧麝火。取麝火药块黄豆大小，用镊子夹好点燃后，速放在已选好部位的皮肤上，使其继续燃烧，并用指头在所烧处皮肤周围轻轻按揉以减轻疼痛，10～15秒钟药料烧透后，火自熄灭。选择的灼烧部位以痛点为主（阿是穴），如痛点或痛点附近有经穴，则以取经穴为佳。一般每次烧10处左右。不宜在空腹时进行，操作前应做好解释，以消除患者的紧张或顾虑。对症状有明显改善而未愈者，在3～6个月后可再治1次。

禁烧部位：手心、足心、脑心、脐心、真心（心脏部位）、二阴（即前后阴）、七窍（即眼、耳、口、鼻及其周围颜面部）。

二贴：即贴拔毒膏。烧麝火后第2天，所烧处呈二度烧伤，起疱后皮肤脱落暴露出伤口，于每处伤口贴拔毒膏1张，并视脓液多少每天换膏药1～2次，直至伤口愈合，时间40天。贴膏药的作用一是使伤口不致过早愈合影响疗效，二是保护伤口，避免与衣物摩擦增加痛苦。伤口内禁用消炎粉、消炎药膏及外用消毒药水，亦不能用其他纸代替膏药外贴。换膏药时，应将伤口脓液用消毒干棉球拭净，以免日久溃烂引起湿疹。

三发：即食用具有发性的食物。以雄鸡、鲤鱼为佳，若无也可因地制宜改用鲫鱼、黄花菜、猪蹄等，其原理与发乳类同。进食发物可于烧麝火后1～2天开始，连续10～15天，每

该疗法是外治与内治相结合的治疗方法。烧、贴是将药物直接作用于人体，对患处或经穴有直接治疗效用；而发、饮，则在于趋邪外出。烧、贴、发、饮四者合之，则有较强的散寒除湿、化瘀通络、蠲痹止痛之效。

2～3天进食1次，雄鸡与鲤鱼可交替服食，其他发物可补充穿插服食，需雄鸡5～7只，鲤鱼5～7斤。其目的是促使伤口溃烂、分泌物增多。

四饮：即饮追风酒。当伤口分泌物增多后，可开始服用追风酒，直至伤口愈合，为巩固疗效，可连续服酒3个月左右。

◆ 适应证

风寒湿所致痛痹、寒痹、顽痹，如类风湿关节炎、风湿性关节炎、风湿性坐骨神经痛、腰腿痛、强直性脊柱炎、肩周炎等患者均宜。

◆ 禁忌证

•妊娠、哺乳、月经期妇女。

•患有严重心、肝、肾、脑等疾病的患者。

•肺结核活动期或胃十二指肠溃疡活动期病人。

•肿瘤、骨结核、骨髓炎、跌打损伤患者。

•关节红肿灼痛，辨证为风湿热痹和痛点游走不固定者。

•如在治疗期间患急性传染病（肝炎、流行性脑脊髓膜炎等），应即停用本疗法。此外，治疗期间禁忌房事。

应用该疗法，首先要明确诊断，特别要注意与骨结核、骨髓炎、跌打损伤的疼痛相鉴别，不可盲目误用。

## 独 活

独活又名独摇草，为伞形科植物重齿毛当归等的根及根茎。性温，味辛、苦。功能祛风渗湿、散寒止痛。

《药品化义》说："独活，能宣通气道，自顶至膝，以散肾经伏风，凡颈项难舒，臀腿疼痛，两足痿痹，不能动移，非此莫能效也。"《本草正义》说："独活气味雄烈，芳香四溢，故能宣通百脉，调和经络，通筋骨而利机关，凡寒湿邪之痹于肌肉、着于关节者，非利用此气雄味烈之味，不能直达于经脉骨节之间，故为风痹痿软诸大证必不可少之药。"以独活为主组成的治痹方剂，有《千金方》的独活寄生汤、独活酒等。

现代药理学研究表明，独活具有明显的镇痛、镇静、抗炎作用。独活寄生汤灌服对大鼠甲醛性脚肿有一定抑制作用，能使炎症减轻，肿胀消退加快。有报道用绵毛独活制备挥发油注射液肌注治疗各类软组织损伤112例，显效率为76.5%，能使疼痛明显减轻、肿胀消退、功能恢复。

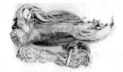

**独活－药材**

独活辛散苦燥，气香温通，功善祛风湿，止痹痛，为治风湿痹痛主药，凡风寒湿邪所致之痹证，无论新久，均可应用；因其主入肾经，性善下行，尤以腰膝、腿足关节疼痛属下部寒湿者为宜。

# 羌 活

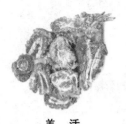

羌 活

《唐本草》载："疗风宜用独活，兼水宜用羌活。"一般认为，治上肢痹证宜用羌活，治下肢痹证宜用独活。

羌活为伞形科植物羌活、宽叶羌活或川羌活的根及根茎，与独活功用相似而有异。羌活药用历史悠久，始见于《神农本草经》，列于独活项下。直至唐代的《药性本草》始将独活与羌活分列，《本草纲目》云："独活、羌活一类二种，西羌此为羌活，羌活需用紫色有蚕头鞭节者。"按上述记载，羌活主产于甘肃、青海、四川等地，与现今的分布基本一致。羌活味苦、辛，性温。具有散表寒，祛风湿，利关节之功效。治外感风寒、头痛无汗、风寒湿痹、项强筋急、骨节酸痛、风水浮肿、痛肿疮毒等。

羌活药力雄厚，比较峻猛，能直上巅顶、横行手臂，善治游风；独活药力稍缓，能通行胸腹、下达腰膝，善理伏风。痹在上宜羌活，配桂枝、姜黄；痹在下宜独活，配牛膝、木瓜；上下俱病，羌独同用。痹初邪浅多用羌活，取其发散解表之力宏；痹久邪深多用独活，取其祛风除湿之力缓。血虚之痹不用或少用羌活，以防其发散太多，耗伤气血，或伍以当归、地黄、鸡血藤等养血之品。

## 薏苡仁

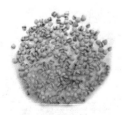

薏苡仁

本品为禾本科植物薏苡的种仁。性凉，味甘、淡。功能清热利湿舒筋，为治疗湿热型痹证之要药。

《神农本草经》曰：薏苡仁"治筋急拘挛、不可屈伸，风湿痹，下气。"《本草新编》曰：

"薏仁最善利水，不至损耗真阴之气。凡湿盛在下身者，最宜用之，视病之轻重，准用药之多寡，则阴阳不伤，而湿病易去。故凡遇水湿之症，用薏苡仁一、二两（30～60克）为君，而佐之健脾去湿之味，未有不速于奏效者也。倘薄其气味之平和而轻用之，无益也。"以薏苡仁为君组成的治痹方剂，有《普济本事方》的薏苡仁散、《类证活人书》的薏苡仁酒、《张氏医通》的薏苡仁汤等。《本草纲目》载有薏苡仁粥：薏苡仁研为粗末，与粳米等分。加水煮成稀粥，每日1～2次，连服数日。功能补脾除湿，用于风湿痹痛、四肢拘挛，或脾虚水肿等。

薏苡仁生用则利湿舒筋，炒用则健脾利水。笔者常生、炒薏苡仁同用，一般用量为各15克。据病情可用至各25～50克，久服无副作用。湿热盛者常配土茯苓、土牛膝、五加皮等，寒湿盛者常配川乌、麻黄、桂枝、细辛等，取其利湿之用而祛其寒凉之性。

现代研究，薏苡仁素能抑制骨骼肌的收缩：薏苡仁可抑制骨骼肌收缩，能减少肌肉之挛缩，缩短其疲劳曲线；能抑制横纹肌之收缩。薏苡仁还具有镇静、镇痛及解热作用，对风湿痹痛患者有良效。

## 五加皮

本品为五加科植物五加或无梗五加、刺五加、糙叶五加、轮伞五加等的根皮。性温，味辛。功能祛风除湿、利水消肿、强筋壮骨。

《药性论》说五加皮"能破逐恶风血……主多年瘀血在皮肌，治痹湿内不足。"《本草经疏》曰："五加皮，观《本经》所主诸证，皆因风寒湿邪伤于（足少阴、足厥阴）二经之故，而湿气尤为最也。……此药辛能散风，温能除寒，苦能燥湿，二脏得其气而诸证悉瘳矣。"以五加

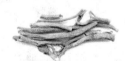

**五加皮—药材**

古人还认为五加皮有逐恶血（祛瘀）的功效。《药性类明》："两脚疼痹，风湿也。五加皮苦泄辛散，能治风湿。《药性论》言其破逐恶风血，即治痹之义也。丹溪治风湿脚痛加减法云：'痛甚加五加皮。'可见其逐恶血之功大也。"

皮为主组成的治痹方剂，有《奇效良方》治筋痹的五加皮酒等。

现代药理学研究表明：无梗五加具有抗炎及镇痛、解热作用；刺五加能增强机体抵抗力，调节病理过程，使其趋于正常化。

笔者体会，五加皮与木瓜，一偏于利湿行水，一偏于舒筋活络，两药合用，有协同作用。特别是关节肿胀、屈伸不利者，在方剂中用五加皮 15 克，宣木瓜 20 克，消肿作用理想。此外，五加皮"主多年瘀血在皮肌"，皮痹可用其以皮行皮，常与地骨皮、海桐皮、刺猬皮等同用。

# 木 瓜

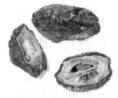

**木瓜－药材**

木瓜有较好的舒筋活络作用，且能化湿，为治风湿痹痛所常用，筋脉拘挛者尤为要药。

本品为蔷薇科植物贴梗海棠的果实。性温，味酸，入肝脾二经。功能祛湿舒筋活络。主要用于筋痹、骨痹之关节拘挛、筋脉拘急者。

《本草正义》说："木瓜，用此者用其酸敛，酸能走筋，敛能固脱，得木味之正，故尤专入肝益筋走血。疗腰膝无力、脚气。引经所不可缺，气滞能和，气脱能固。"木瓜随其配伍之不同可益肝补肾，亦可祛湿舒筋。以木瓜为主组成的治痹方剂，有《张氏医通》之木瓜散、《杨氏家藏方》之木瓜丸等。

现代药理学研究，木瓜煎剂对小鼠蛋清性关节炎有消肿作用。

木瓜果肉中含有的番木瓜碱具有缓解痉挛疼痛的作用，对腓肠肌痉挛有明显的治疗作用。筋痹、骨痹以下肢为主者无论其虚实均可用木

瓜。湿盛邪实者常配以五加皮、薏苡仁、伸筋草、威灵仙、海风藤等；肝肾亏虚者常配以炒杜仲、怀牛膝、虎胫骨、熟地黄、续断、桑寄生等。木瓜入肝、肾二经，可作为筋痹、骨痹的引经药，一般用量为9～15克。

## 细 辛

细辛为马兜铃科植物辽细辛、细辛及汉城细辛的带根全草。又名细参、烟袋锅花。属马兜铃科，多年生草本植物，为常用中药。《神农本草经》列为上品。因其根细、味辛，故得名。

细辛有祛风，散寒，行水，开窍等功效。治风冷头痛，鼻渊，齿痛，痰饮咳逆，风湿痹痛。《神农本草经》言能治"百节拘挛，风湿痹痛。"细辛既散少阴肾经在里之寒邪以通阳散结，又搜筋骨间的风湿而蠲痹止痛，故常配伍独活、桑寄生、防风等以治风寒湿痹，腰膝冷痛，如独活寄生汤。对于风湿痹痛，以属于寒湿者为宜，可与羌活、川乌、草乌等配合应用。现代研究，本品对神经系统有镇静、催眠、抗惊厥、解热镇痛、麻醉的作用；具有明显的抗炎和强心作用。

药理作用：细辛油对细胞免疫及体液免疫都有明显的抑制和抗排异作用；有局部麻醉作用，50％细辛煎剂麻醉效价与1％普鲁卡因接近。

细辛有小毒，故临床用量不宜过大，细辛作单味或散末内服不可过钱（3克），如入汤剂便可不拘泥于此。细辛在煎煮30分钟后，其毒性成分黄樟醚的含量能大大下降，不足以引起中毒。

## 豨莶草

豨莶草又名豨莶、火莶、猪膏草、风湿草，

为菊科植物腺梗豨莶或毛梗豨莶的地上部分。味苦、辛，性寒，有小毒。功能：祛风湿，通经络，利关节，清热解毒。主治风湿痹痛、筋骨无力、腰膝酸软、四肢麻痹、半身不遂、风疹湿疮。《履巉岩本草》谓："医软瘫风疾，筋脉缓弱。为末，酒调服。"《本草蒙筌》说："治久渗湿痹，腰脚酸痛者殊功。"《本草纲目》载："治肝肾风气，四肢麻痹，骨痛膝弱，风湿诸疮。"用于风湿痹证，骨节疼痛，肢体麻木，脚弱无力，不能步履，或两手牵绊，不能仰举者，可单用，方如豨莶散；亦常与臭梧桐合用，方如豨桐丸。治风湿性关节炎、腰腿疼痛等症，可用豨莶草、老鹳草各12克，鸡血藤15克，水煎服。本品内服煎汤，9～12克。无风湿者慎服，阴血不足者忌服。

现代研究，豨莶草对细胞免疫和体液免疫都有抑制作用，对非特异性免疫亦有一定的抑制作用。豨莶草有效成分有抗炎作用。

## 徐长卿

徐长卿又名鬼督邮、石下长卿、一枝香、天竹香，为萝藦科植物徐长卿的根及根茎或带根全草。味辛，性温。归肝、胃经。功能：祛风化湿，止痛止痒。《生草药性备要》载："浸酒，除风湿。"《简易草药》说它"治跌打损伤，筋骨疼痛。"广州部队编《常用中草药手册》说它"祛风止痛，解毒消肿，温经通络"，"治风湿骨痛"。临床常用于治疗风湿痹痛、腰痛、跌打损伤疼痛、脘腹痛、牙痛等各种痛症。徐长卿有较好的祛风止痛作用，广泛地用于风湿、寒凝、气滞、血瘀所致的各种痛症。如治风寒湿痹，关节疼痛，筋脉拘挛，常配木瓜、威灵

现代研究，徐长卿具有镇痛、镇静、抗炎、抗惊厥和抗变态反应等作用。所含牡丹酚能显著抑制实验性动物或人血小板聚集，可对抗血栓的形成。

仙同用；若肝肾素虚，寒湿痹阻，腰膝酸痛，常配续断、杜仲、独活等同用。近年来也用于手术后疼痛及癌肿疼痛，有一定的止痛作用。内服煎汤，6～12克，不宜久煎；或研末服，1.5～3克。体弱者慎服。

## 土茯苓

本品为百合科植物土茯苓的根茎。具有解毒除湿、通利关节之功。主用于湿热及热毒型痹证。

《本草正义》曰："土茯苓，利湿去热，能入络，搜剔湿热之蕴毒。"《本草纲目》称其能"健脾胃，强筋骨，去风湿，利关节，止泄泻。治拘挛骨痛，恶疮痈肿。"《浙江民间常用草药》载"用土茯苓一斤，去皮，和猪肉炖烂，分数次连滓服"，治风湿骨痛；《万氏家抄方》用土茯苓酒治风气痛。方为"土茯苓（不犯铁器）八两。石臼内捣为细末，糯米一斗，蒸熟，白酒酿造成醇酒用，酒与糟粕俱食。"

笔者用土茯苓治疗湿热和热毒型痹证疗效满意，但用量要大，一般为50克，多用可达200克，无不良反应。

## 地 黄

本品为玄参科地黄属植物地黄和怀庆地黄的根茎。鲜地黄经不同的加工炮制，就成了生地黄、干地黄、熟地黄、地黄炭。生地黄和干地黄均有清热养阴、除痹止痛之功效，但生地黄较干地黄性寒。

临床报道，土茯苓可治疗膝关节积液：以身痛逐瘀汤为基础方，加大土茯苓用量，轻则30克，重则达120～240克。一般病情轻者20剂即可见效，重者100剂收功。

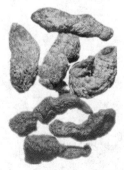

地 黄

119

《神农本草经》曰地黄"主折跌绝筋，伤中，逐血痹，填骨髓，长肌肉，作汤除寒热积聚，除痹，生者尤良。"《本草纲目》用生地黄治老人风湿久痹，筋挛骨痛，方为"牛蒡根一升切，生地黄一升切，大豆二升炒，以绢袋盛，浸一斗酒中，五六日，任性空心温服二三盏，日二服。"今人有用干地黄一味治疗风湿性、类风湿关节炎。方法是干地黄 90 克切碎，加水 600～800 毫升，煮沸约 1 小时，滤出药液约 300 毫升，为 1 日量，1 次或 2 次服完。儿童用成人量的 1/3～1/2。除个别病例连日服药外，均采取间歇服药法，即 6 天内连续服药 3 天，间歇 3 天，经 1 个月后，每隔 7～10 天连续服药 3 天。治疗 12 例风湿性关节炎及 11 例类风湿关节炎，多数患者疗效显著，关节疼痛减轻，肿胀消退，肢体活动障碍好转，血沉也有所降低。

现代药理学研究证明：地黄具有良好的消炎作用，以地黄水煎剂和醇浸剂 10 克/公斤每日灌服，连续 5 日，对大鼠实验性甲醛性脚肿有显著消肿作用。

在地黄、穿山甲、草乌、白花蛇、苍术与透骨草的酒浸剂对甲醛性关节炎的治疗作用观察中，发现地黄的作用最强。现代名老中医姜春华教授用生地黄治疗顽痹常投以大剂量，最多可达 150 克。他认为生地黄具有免疫双向调节作用，具有保护肾上腺皮质功能的作用。大剂量生地黄加入温经通络复方中，温痹清营、扶正祛邪、刚柔相济，疗效较西药激素加抗风湿药为胜，而且无副作用。

《本草从新》载：地黄"滋肾水，封填骨髓，利血脉"，"治劳伤风痹"及"胫股酸痛。"

新病邪实、热毒炽盛者可在清热解毒药中加生地黄 50～100 克；久痹虚赢、精血亏损者可用熟地黄 15～20 克，为防止其久服腻膈可用砂仁拌炒。生地黄性寒滑肠，脾虚及寒湿型痹证不宜应用。

## 秦 艽

本品为龙胆科龙胆属植物秦艽、麻花秦艽等的根。味辛苦，性微寒。功能祛风除湿、舒筋通络、清热止痛。

《神农本草经》曰秦艽"主寒热邪气，寒湿风痹，肢节痛，下水，利小便"。《名医别录》称"秦艽能疗风，无问久新，通身挛急。"以秦艽为主组成的治痹方剂，有治疗皮痹的秦艽地黄汤（《类证治裁》）、治疗血虚筋痹的大秦艽汤（《医学发明》）等。

现代药理学研究，秦艽具有抗炎作用，通过神经系统以兴奋垂体-肾上腺皮质功能而实现。它还具有镇痛作用，若与天仙子、延胡索、草乌等伍用可使镇痛作用增强，作用时间延长。据报道，用秦艽注射液肌注治疗风湿性、类风湿关节炎，对镇痛、消肿、关节功能的恢复和退热都有显著作用。

秦艽长于除下肢风湿，常与独活、木瓜、牛膝、伸筋草等伍用。常用量为 9～15 克。

## 防 己

本品为防己科植物粉防己、木防己及马兜铃科植物广防己、异叶马兜铃的根。粉防己又

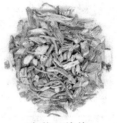

秦艽—饮片

无论病之新久、偏寒偏热之痹证均可应用，但因其性偏寒，故尤宜于风湿热痹，关节红肿等热象偏甚者，多配伍防己、知母、忍冬藤等同用；若偏寒者，须配羌活、桂枝、附子等。

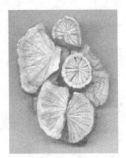

防己—饮片

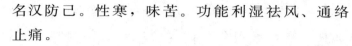

名汉防己。性寒，味苦。功能利湿祛风、通络止痛。

李杲："《本草》十剂云，通可去滞，通草、防己之属是也。夫防己大苦寒，能泄血中湿热，通其滞塞……至于十二经有湿热壅塞不通及下注脚气，除膀胱积热，而庇其基本，非此药不可，真行经之仙药，无可代之者。"历来将防己分为汉防己、木防己，认为二者功用各有所长，如《本草拾遗》说："汉防己主水气，木防己主风气，宣通。"

现代药理学研究，汉防己具有较强的镇痛、消炎及抗过敏作用，木防己有降温作用。

一般说来，汉防己偏于除湿利水，木防己偏于祛风止痛。关节肿胀可用汉防己、宣木瓜、五加皮、薏苡仁、泽泻等。一般用量为 6～15 克。

研究表明，汉防己甲素、乙素及汉防己流浸膏或煎剂均有镇痛作用，甲素的作用强于乙素；木防己碱有镇静、镇痛和降温等中枢抑制作用。木防己碱及异木防己碱皆可抑制实验动物加其他药物引起的关节炎，且有类似保泰松的效果。

## 寻骨风

本品为马兜铃科植物缩毛马兜铃的根茎或全草，别名猴耳草、清骨草、猫耳朵等。性平，味苦，归肝经。功能祛风活血、消肿止痛。

《饮片新参》曰寻骨风"散风痹，通络，治骨节痛。"有用寻骨风制成流浸膏、浸膏片、注射液等多种剂型，治疗风湿性、类风湿关节炎，观察 306 例，总有效率 75%。还有用寻骨风汤剂治疗类风湿关节炎。寻骨风 30 克（鲜草 60克），红糖 60 克，米酒 60 克为 1 日量。先将寻骨风用文火浓煎后，置入红糖与米酒，待药液沸腾后，即可离火。将煎好的药液滤出，以不

寻骨风－饮片

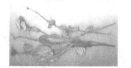

寻骨风－药材

烫嘴为度，分成两份，在上、下午热服。

现代药理学研究，寻骨风水煎醇沉液可抑制大白鼠蛋清性关节炎和棉球肉芽肿的形成，对甲醛性关节炎有一定的治疗消肿作用，对小白鼠腹腔注射醋酸所致疼痛扭体反应有显著抑制作用。

笔者常用寻骨风治疗关节肿痛之骨痹，汤剂用量为 10～30 克，洗剂、熥剂用量可酌情考虑。

注意：本品不宜大量或长期服用，阴虚内热者不宜服，肾病患者忌用。

# 乌 头

乌头为毛茛科乌头属植物的块根，附子是其多年生宿根的子根。其由四川栽培者名"川乌"，而各地野生者称为草乌。乌头具有祛寒逐湿散风、温经止痛之功，为治疗痹证的要药。

乌头与附子最早记载于《神农本草经》。张仲景《伤寒论》《金匮要略》中记载乌头、附子及其加减方 54 个，李时珍《本草纲目》附方中应用乌头、附子者达 177 个。足见历代医家运用附子、乌头有着丰富的经验。云南、四川等地尚有以之作冬令温补剂食用者。以乌头为主组成的治痹方剂颇多，有《本事方》的川乌粥，《丹溪心法》的龙虎丹、《太平圣惠方》的川乌贴剂等。有报道用草乌注射液作肌内注射，成人每次 2 毫升（含总生物碱 2 毫克），每日 1 次，治疗风湿性关节炎、腰痛、神经痛，总有效率为 95％以上，大多于治疗 6～10 日后疼痛即见减轻，对重症风湿性关节炎，止痛效果尤为明显。现代药理学研究，草乌与川乌作用基本相

古医籍记载乌头的煎法有二：其一，单用者先以水久煎，再加蜜煎。如乌头煎方，"乌头大者五枚，以水三升，煮取一升，去滓，内蜜三升，煎令水气尽……"；其二，复方使用者，先以蜜另煎乌头，再将蜜煎与它药水煎取汁同煎，如乌头汤，先将川乌"以蜜二升，煎取一升，即出乌头"，再将川乌蜜煎与其他四味药水煎取汁合煎。上述二种煎法，旨在消除乌头之毒性，并充分发挥其药效。

同，前者生物碱含量达 0.425%，后者为 0.599%，均具有明显的镇痛和局部麻醉作用。乌头与秦艽配伍，其镇痛效力可互相增强。

笔者体会，对以疼痛为主的痹证，不论其属寒属热，均可在基本方基础上加用乌头，止痛作用强大而迅速。常用剂量为 3～9 克。即使热毒型痹证在大队清热解毒方中配以乌头，去其性而存其用，亦并无助热之弊。乌头具有较强毒性。因体质差异，其中毒剂量相差悬殊，并与药物的炮制和配伍关系密切。已故老中医祝味菊素有"祝附子"之称，善用附子，最多用至 90～120 克。也有报道将附片 9 克，水煮汤 3 小时后，连渣服下而中毒者，这说明个体中毒量差异很大。敏感者小剂量即可中毒，耐受性强者使用大剂量亦无妨。据研究表明，乌头的总生物碱含量与其毒性强度间无平行关系，而与药物配伍有关。日本花村训充报道附子与麻黄合用中毒。国内何永田亦有类似报道。在 6 例因附子与麻黄相配伍而发生的中毒者之中，他选择了 4 例，并将所配伍的麻黄去掉，继续让他们服用原剂量的附子，服后并未发生中毒；同是此 4 例，再服用原剂量麻黄而去掉配伍的附子，服后亦不发生中毒。报道者认为，产生中毒的原因是附子与麻黄的配伍。其机制有待阐明。何氏还选择了 5 例因服附子兼以饮酒（用 10～25 毫升的白酒作药引）发生中毒者，让他们停止饮酒后继续服用原剂量附子，则不发生中毒。由此推论，酒能增强附子的毒性而导致中毒。盖由乌头碱在乙醇中的溶解度较大，

乙醇能促进乌头碱吸收的缘故。药理实验证明，草乌经甘草、黑豆法炮制后，毒性降低而不影响其镇痛效力。甘草、蜂蜜对草乌有解毒作用，甘草、干姜与附子同煎也可减低附子的毒性。因此，如法炮制、合理配伍可以有效地防止乌头中毒。

# 苍 术

苍术为菊科植物南苍术或北苍术等的根茎。其味辛苦，性温，能芳香化浊、祛风辟秽、燥湿健脾，常用于痹证之湿盛者。以苍术为主组成的著名治痹方剂，有《丹溪心法》的二妙散、《医学正传》的三妙散以及《丹溪活法心要》的上中下痛风方等。治筋骨疼痛因湿热者：黄柏（炒）、苍术（米泔浸炒），上二味为末，沸汤入姜汁调服。二物皆有雄壮之气，表实气实者，加酒少许佐之（《丹溪心法》二妙散，即《世医得效方》苍术散）。

《神农本草经》只有术，而不分苍术、白术。苍、白术之分始于仲景。《医学启源》说："苍术，主治与白术同，若除上湿发汗，功最大，若补中焦除湿，力少。"《玉楸药解》："白术守而不走，苍术走而不守，故白术善补，苍术善行。"现代药理研究亦证明，二者所含成分和药理作用确有不同，一般说来，苍术味苦，偏于燥湿，以治外湿为长；白术味甘，偏于健脾，以治内湿为善；内外湿邪并盛则苍术、白术同用。常用量为6～9克。

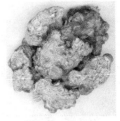

苍术－药材

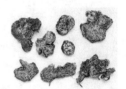

苍术－饮片

注意：阴虚内热，气虚多汗者忌服。《本草经疏》云："凡病属阴虚血少、精不足，内热骨蒸，口干唇燥，咳嗽吐痰，吐血，鼻衄，咽塞，便秘滞下者，法咸忌之。肝肾有动气者勿服。"

## 麻　黄

本品为麻黄科植物草麻黄、木贼麻黄或中麻黄的草质茎。味辛苦，性温。功能发表散寒、平喘利水。主用于寒湿型痹证。

《药性论》说麻黄"治身上毒风顽痹，皮肉不仁。"《日华子本草》说其："通九窍，调血脉。"以麻黄为主组成的治痹方剂，有《金匮要略》的麻黄杏仁薏苡甘草汤，《三因极一病证方论》的麻黄左经汤等。

已故名医何绍奇先生认为，麻黄为痹证要药，仲景乌头汤、桂枝芍药知母汤、麻黄加术汤等治痹名方都用麻黄。他深有体会地说："我治风寒湿痹，多以麻黄附子细辛汤为主方，张璐说麻黄得附子则'发中有补'，诚是。即湿热痹、久痹、顽痹，也有用麻黄之时，取其开达腠理，温阳散寒，通畅经络。"

现代药理研究证实，麻黄具有抗炎镇痛作用，对大鼠佐剂性关节炎有抑制作用；麻黄不同提取物对细胞免疫有抑制作用。

《黄帝内经》说风寒湿三气杂至，合而成痹。风寒湿相合，性质偏寒，盖风为寒风，寒、湿皆为阴邪也。绍奇先生曾治中央党校司机张某风寒湿痹（类风湿关节炎），仿成都戴云波先生法，川乌、附子、麻黄、细辛、桂枝、干姜、甘草合为一方，服百余剂而终获痊愈。又治张某，女，中学教师，下半身恶寒甚，虽盛夏也见不得一点风，屡用附子、姜、桂辈得小效，然腿寒终不除。于是改用麻黄附子细辛汤温而散之，仅 3 剂，即有豁然通畅之感。去麻黄，再用温阳益肾之剂数十剂而愈，其温散通阳之功，于兹可见。

痹证初起，寒湿阻络，可冀麻黄一汗而解；但久痹、尪痹，气血亏耗则不宜大剂量应用麻黄，以防耗血散血。笔者对痹证疼痛甚者，常嘱病人用汤剂冲服九分散（乳香、没药、麻黄、马钱子），消肿、止痛效果明显。

# 桂 枝

　　本品为樟科植物肉桂的嫩枝，性温，味辛、甘。功能发汗解肌、温经通脉。主治上肢痹证，尤以风寒、寒湿型为宜。

　　《长沙药解》曰："桂枝，入肝家而行血分，走经络而达荣郁。善解风邪，最调木气。……舒筋脉之急挛，利关节之壅阻。入肝胆而散遏抑，极止痛楚，通经络而开痹涩，甚去湿寒。"《药品化义》称桂枝"专行上部肩臂，能领药至痛处，以除肢节间痰凝血滞。"

　　现代药理学研究，桂枝有降温、解热作用。此作用系通过中枢及末梢，而使皮肤血管扩张，调整血液循环，使血液流向体表，有利于散热与发汗，并能加强其他活血化瘀药的功效。

　　桂枝配刺猬皮、五加皮、地骨皮、炙山甲等可软皮行皮、活络化瘀以治皮痹；配葛根、麻黄、马钱子、制乳香、制没药等能发表解肌、行瘀止痛以治肌痹；配川芎、地龙、水蛭、归身等可活血逐瘀、通脉解结以治脉痹；配伸筋草、牛膝、木瓜、五加皮等舒筋活络以平筋痹；配透骨草、寻骨风、川乌、草乌、威灵仙、独活等逐寒祛湿以治骨痹。因其横行手臂，故为上肢痹证之引经药，常与片姜黄并用。

肉桂与桂枝：来源均是樟科植物肉桂，嫩树为桂枝，干皮为肉桂，但功用各有所长，一偏于发汗解肌，一偏于温阳逐寒；一偏于表，一偏于里。肉桂香气浓烈醇厚，用熏洗治疗痹证，欲其透达力专，肉桂较桂枝为上。

# 威灵仙

本品为毛茛科植物威灵仙、棉团铁线莲（山蓼）或东北铁线莲（黑薇）的干燥根及根茎。又名铁脚威灵仙、黑脚威灵仙、灵仙、黑骨头。性温，味辛咸。功能祛风除湿、通络止痛、消痰散积。其性走窜，无处不到。主用于风湿、痰湿型之痹证。

《药品化义》说："灵仙，性猛急，盖走而不守，宣通十二经络。主治风、湿、痰壅滞经络中，致成痛风走注，骨节疼痛，或肿，或麻木。风盛者，患在上，湿盛者，患在下，二者郁遏之久，化为血热，血热为本，而痰则为标矣，以此疏通经络，则血滞痰阻，无不立豁。"古已有用威灵仙一味治疗痹证，如《太平圣惠方》的威灵仙散。今人有用威灵仙注射液，治疗肥大性脊椎炎和腰肌劳损，穴位注射取肥大椎体旁的华佗夹脊穴，一般取 2～4 穴，每穴注射 1 毫升，每 1 日或隔日 1 次。治疗脊柱肥大 100 余例，有效率为 83％～93.81％；治疗腰肌劳损 32 例，显效 14 例，有效 18 例。还有用天南星 0.25 克，白芷、威灵仙各 1 克，制成浓度为 62.5％的 2 毫升新方威灵仙注射液，肌内注射每日或隔日 1 次，每次 4 毫升，治疗类风湿关节炎。有报道用威灵仙叶作"冷灸"发疱法治疗鹤膝风。因此法和艾叶直接灸相似，但不用火燃，故定名为冷灸。方法是采取威灵仙叶（以嫩为佳）捣成泥状，再加入少量的红糖，捣融。如冬日无嫩叶，可在深秋时采来备用。或

现代研究，威灵仙煎剂能轻度提高痛阈，具有一定的镇痛作用。

是将干黑的威灵仙叶用水泡透再捣烂，即可。以患侧的内外膝眼为冷灸点。当局部有风行蚁动感后，在5分钟内必须除去"灸料"。

风湿盛者，威灵仙常配羌活、防风、苍术、秦艽；痰湿盛者，常配白芥子、制南星、云茯苓、晚蚕沙、节菖蒲等。威灵仙善走窜消克，故久痹虚羸、气血衰弱者用时宜慎。常用量为6～12克。

# 鸡血藤

鸡血藤又名血风藤，为豆科植物密花豆、白花油麻藤等的藤茎。性温，味苦甘。具有养血活血、祛瘀舒筋止痛之功。临床常用于血虚、血瘀之痹证。

本药始载于《本草纲目拾遗》。其称谓鸡血藤"每岁端阳日携带釜甑入山斫取，熬烁成膏，泡酒饮之，大补气血……鸡血藤胶治风痛湿痹，性活血舒筋。"后世据此制成鸡血藤膏，主治血不养筋而致的筋骨酸痛、手足麻木。《饮片新参》曰鸡血藤能"祛瘀血，生新血，流利经脉，治暑痧、风血痹症。"现代药理研究发现，鸡血藤酊剂给大鼠灌胃（40％，0.5毫升/100克），对甲醛性关节炎有显著疗效。

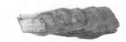

鸡血藤

# 【附】大血藤

亦称血藤、血通，为大血藤科植物大血藤的藤茎。能活血祛风、强筋壮骨，清热解毒。论养血，鸡血藤优于大血藤；论活血，大血藤胜于鸡血藤。对血虚而兼瘀者，二药并用，相得益彰，补血而不滋腻，活血而不伤气。《简易

大血藤：原著作"活血藤"。今从《国家药典实用中药手册》改。

草药》："治筋骨疼痛，追风，健腰膝，壮阳事。"《中药志》和《湖南药物志》均载其治"风湿痹痛"、"筋骨疼痛"。用于风湿痹痛，常与鸡血藤、威灵仙、牛膝等配用。

## 鹿角胶

鹿角胶，又名白胶。为鹿科动物梅花鹿或马鹿的角煎熬而成的胶块。味甘咸，性温。入肝、肾、督脉。功能补血益精、温通督脉。

《神农本草经》谓白胶"治伤中、劳绝、腰痛、羸瘦，补中益气，妇女血闭无子，止痛安胎。"《本经逢原》曰："鹿角，生用则散热行血、消肿辟邪，熬胶则益阳补肾、强精活血，总不出通督脉、补命门之用，但胶力稍缓，不能如茸之力峻耳。……茸有交通阳维之功，胶有缘合冲任之用。然非助桂以通其阳，不能除寒热惊痫；非龟、鹿二胶并用，不能达任脉而治羸瘦腰痛；非辅当归、地黄，不能引入冲脉而治妇人血闭胎漏。"著名的阳和汤、龟鹿二仙胶即以鹿角胶生精补血、温通督脉。

笔者对腰脊变形的脊柱型类风湿或腰椎间盘突出症等常龟鹿二胶合用，疼痛有瘀者加炙山甲通督开瘀，疗效满意。久痹骨弱虚羸可嘱其长服鹿角胶丸：鹿角胶 500 克，鹿角霜、熟地黄各 250 克，牛膝、茯苓、菟丝子、人参各 90 克，当归 120 克，白术、杜仲各 60 克，炙虎胫骨（可用狗骨代替）、炙龟甲各 30 克，为细末，另将鹿角胶用好酒烊化，共为丸，梧桐子大，每服 100 丸，空腹姜盐汤送下。

国家明令禁止使用虎骨，可用狗骨替代。现代研究，狗骨粉对实验性关节炎有明显抑制作用，可以减轻关节肿胀。狗骨胶还有镇静和镇痛的作用。

鹿角胶常用量为 6～12 克，开水或黄酒溶化内服，或入丸、散、膏剂。

## 狗 脊

本品为蚌壳蕨科植物金毛狗脊的根茎，又名金毛狗脊、金狗脊、黄狗头、老猴毛。性温，味苦甘。功能补肾壮腰、祛风除湿。主用于肝肾不足、年老体虚之筋痹，骨痹。

《神农本草经》曰狗脊"主腰背强，机关缓急，周痹寒湿，膝痛。颇利老人。"《本草经疏》称："狗脊，苦能燥湿，甘能益血，温能养气，是补而能走之药也。"《本草纲目》谓其"强肝肾，健骨，治风虚。"《太平圣惠方》用狗脊丸治五种腰痛，利脚膝。

笔者对日久不愈、骨节变形之骨痹，常在应用虫类药搜风剔络的同时，配川狗脊、熟地黄、川续断、杜仲、鹿角胶、龟甲胶等益精养血、强腰补肾。尤其是对年老体弱之人，祛邪时要不忘扶正。

## 桑 枝

本品为桑科植物桑的嫩枝。性平，味甘辛。功能祛风湿、利关节、行水气。主用于治疗四肢拘挛之筋痹、骨痹。

《本事方》载："治臂痛，桑枝一小升。细切，炒香，以水三大升，煎取二升，一日服尽，无时。"

桑枝与桂枝、片姜黄合用能横行手臂，疗上肢痹痛；与牛膝、木瓜、五加皮同用，解下肢拘挛；与竹沥、姜汁、白芥子同用能化痰开

本品有两种：一种有毛、一种有金毛，入药以金毛狗脊为佳。

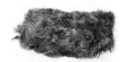
狗脊－药材

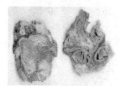
狗脊－饮片

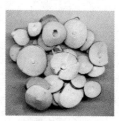
桑枝－饮片

研究表明，桑枝有较强抗炎活性，可提高人体淋巴细胞转化率，具有增强免疫功能的作用。

结；与赤芍、桃仁、乳香、没药、红花同用能活血行瘀。笔者常以桑枝 30 克、干萆薢根 15 克、杜仲 15 克、鹿衔草 30 克、猪脊骨 250 克，合炖，每日 1 剂，治疗腰脊强痛，寒湿痹于腰府之骨痹。

## 路路通

本品为金缕梅科植物枫香树的果实，又名枫实、枫香果、枫果、狼目。性平，味苦。功能祛风通络、利水消肿。

《本草纲目拾遗》称："其性大能通十二经穴，故《救生苦海》治水肿胀用之，以其能搜逐伏水也。"并记载了用路路通烟熏治疗痹证的方法，"周身痹痛，手脚及腰痛，焚之嗅其烟气，皆愈。"

水湿下注，关节肿胀，可以路路通配泽泻、茯苓、汉防己消肿利水；络脉瘀闭，屈伸不利，可以路路通配丝瓜络、桑枝、橘络、木瓜、红花等舒筋活络。一般用量为 9～15 克。孕妇慎服。

## 钻地风

本品为虎耳草科植物钻地风的根皮。性凉，味淡。功能祛风除湿、活血止痛。主用于痹证初起，风气盛者。

民间有用钻地风为主治疗四肢关节酸痛：钻地风根或藤 750 克，八角枫、五加皮、丹参各 250 克，土牛膝 180 克，麻黄 15 克，切细，入黄酒 6000 克，红糖、红枣各 500 克，装入小

动物实验表明，路路通可抑制大鼠蛋清性关节炎肿胀的产生。

坛内密封，再隔水慢火炖 4 小时。每天早晚空腹饮酒 120 克左右。头汁服完后，可再加黄酒5000 克，如上法烧炖，服用。

临床常与防风、穿山龙、羌活、海风藤、威灵仙、秦艽等配伍使用。煎汤一般用 9～15克，也可用至 30 克，或浸酒内服。

## 【附】钻石风

钻石风为虎耳草科植物亨利茶藨子的根，与钻地风作用大致相同。但钻石风性温，适于寒湿盛者，偏治筋骨；钻地风性凉，适于风湿、湿热盛者，偏治皮肉。

## 当　归

本品为伞形科植物当归的根。性温，味甘辛。功能补血活血、温经通络、散瘀消肿。五体痹凡属血瘀血虚者均宜用之。

《名医别录》称当归能"温中止痛，除客血内塞，中风痉、流汗不出，湿痹，中恶，客虚冷，补五脏，生肌肉。"《本草正义》曰："当归，其味甘而重，故专能补血，其气轻而辛，故又能行血，补中有动，行中有补，诚血中之气药，亦血中之圣药也……大约佐之以补则补，故能养营养血，补气生精，安五脏，强形体，益神志，凡有形虚损之病，无所不宜；佐之以攻则通，故能祛痛通便，利筋骨，治拘挛、瘫痪、燥涩等证。"说明当归既能补又能通，关键在配伍。以当归为主组成的治痹方剂，有《太平圣惠方》的当归散、《医学发明》的当归拈痛

研究表明，当归及阿魏酸钠有明显的抗血小板聚集和抗血栓作用；还有镇静、镇痛、抗炎等多方面的作用。当归总酸既有提高机体免疫作用，又有促进体液免疫作用。

汤、《医学衷中参西录》的活络效灵丹等。据报道，用当归制成 5％～25％ 当归注射液于穴位、棘突、棘间韧带、关节腔、神经干、交感神经干、动脉或静脉注射治疗骨关节、肌肉、神经、血管及其他软组织病等 20 多种病 10 000 多例，均取得不同程度的疗效。沈阳军区总医院内二科用复方当归注射液静滴治疗缩窄性大动脉炎（脉痹）15 例，治疗后自觉症状改善，血管搏动能扪到或增强，血压能明显测到，脉压增加，肢体血流图有不同程度改善。用当归及毛冬青注射液治疗皮病（皮痹），也取得了较好效果。

痹必兼瘀，久瘀必有虚，当归既养血又活血，通补兼备，实为补虚祛瘀的理想之药。特别是虫类破瘀之药，易伤气破血，尤应注意配伍当归、地黄、芍药等。一般说来，"归身主守，补固有功，归尾主通，逐瘀自验"，补血用归身，活血用归尾，攻补并施可用全当归。常用量为 6～12 克。当归滑肠，用量不宜过大，脾虚者尤应慎用。

## 络石藤

本品为夹竹桃科植物络石带叶的茎藤。性凉，味苦。功能祛风通络、止痛消肿。适用于筋脉拘急、关节肿胀、腰膝酸痛之筋痹、骨痹。

《要药五方剂》云："络石之功，专于舒筋活络。凡病人筋脉拘挛，不易伸屈者，服之无不获效，不可忽之也。"《本草正义》云："此物善走经脉，通达肢节。"《本草纲目》云："络石，气味平和，其功主筋骨关节风热痛肿……

本品始载于《神农本草经》。唐·《新修本草》载："此物生阴湿处，冬夏常青，实黑而圆，其茎蔓延绕树石侧，若在石间者，叶细厚而圆短，绕树生者，叶大而薄，人家亦种之，俗名耐

服之当浸酒耳。"

关节红肿热痛，可用络石藤 20～30 克，配以石膏、知母、土茯苓、地龙等；筋屈不伸可与其他藤类药并用，如鸡血藤、青风藤、天仙藤、忍冬藤、海风藤、宽根藤、丁公藤等。

络石藤与丁公藤均能利湿舒筋，但丁公藤性温有毒，偏治寒湿，用量为 3～6 克（煎汤）；络石藤性凉平和，偏治湿热，汤剂可用至 30～60 克。

# 川 芎

本品为伞形科藁本属植物川芎的根茎。又名芎䓖。因四川所产质量最优，故名川芎。性温，味辛。功能活血行气、祛风止痛，为血中之气药，走而不守。

《本草正义》云："芎归俱属血药，而芎之散动尤甚于归，故能散风寒，治头痛，破瘀蓄，通血脉，解结气，逐疼痛，排脓消肿，逐血通经。"《普济本事方》以川芎为主组成的方剂芎附散主治五种痹。

川芎性温，其通脉行血之力强，为脉痹之要药，常与地龙、鸡血藤、大血藤、归尾、桂枝、水蛭等相配伍。若治风寒痹阻，可配羌活、桂枝、独活、细辛、桑寄生等药。但川芎性善走窜，易耗伤气血，故用量不宜过大，一般为 3～9 克，也不宜久服。"久服则走散真气"（见《品汇精要》）。

冬，山南人谓之石血……《别录》谓之石龙藤。"

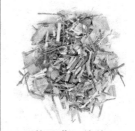

**络石藤—饮片**

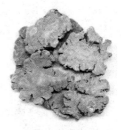

**川 芎**

现代药理学研究，川芎及川芎红花注射液等能扩张外周血管，使脑、股动脉及下肢血流量增加。川芎有明显的镇静作用。

丝瓜始载于《本草
纲目》，列入菜部、
瓜菜类。李时珍说：
"此瓜老则筋丝罗
织，故有丝络之
名"。"丝瓜老者，
筋络贯串，房隔联
属，故能通入脉络
脏腑，而去风解毒，
消肿化痰，祛痛杀
虫及治诸血病也。"

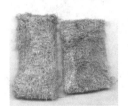

**丝瓜络—药材**

## 丝瓜络

　　本品为葫芦科植物丝瓜老熟果实的网状纤
维管束或粤丝瓜的枯老果实。性平，味甘。功
能清热化痰，通络，活血，祛风。主用于筋痹、
骨痹、痹痛拘挛。

　　《本草便读》云："丝瓜络，入经络，解邪
热。热除则风去，络中津液不致结合而为痰，
变成肿毒诸症，故云解毒耳。"

　　痰凝阻络之筋骨痹，常配以淡竹沥、生姜
汁、姜半夏、橘络、路路通、露蜂房、白芥子
等。常用量为 6～12 克。

　　常用民间验方如：治风湿性关节痛，可用
丝瓜络 15 克，忍冬藤 24 克，威灵仙 12 克，鸡
血藤 15 克。水煎服（《山东中草药手册》）。治
手臂痛：丝瓜络 10 克，秦艽 6 克，羌活 3 克，
红花 4.5 克，水煎服（中医研究院《常见病验
方选编》）。治关节痛：丝瓜络 150 克，白酒 500
毫升，浸泡 7 天，去渣饮酒，每次 1 盅，每日服
2 次。治慢性腰痛：丝瓜络切碎，焙成焦黄，研
末，每日 1 个，分 2 次服，加黄酒少许冲服。

　　橘络，也常与丝瓜络并用。橘络为芸香科
植物福橘或朱橘等多种橘类的果皮内层的筋络。
能理气疏筋、通经活络，驱皮里膜外积痰。

## 牛　膝

　　本品为苋科植物牛膝的根。味甘苦酸，性
平。生用活血祛瘀、通经止痛；熟用补益肝肾，
强筋壮骨。

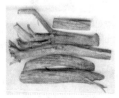

**牛　膝**

《神农本草经》谓牛膝"主寒湿痿痹，四肢拘挛，膝痛不可屈……。"朱震亨曰："牛膝能引诸药下行，筋骨痛风在下者，宜加用之。"《本草经疏》曰："盖补肝则舒筋，下行则理膝，行血则痛止。"《太平圣惠方》用牛膝叶一斤切，以米三合，于豉汁中煮粥，和盐酱空腹食之，治气湿痹痛、腰膝痛。

现代药理学研究：牛膝具有抗炎及镇痛作用。对于大鼠的甲醛性脚肿，牛膝酒剂有明显的治疗作用。腹腔化学刺激法实验表明，牛膝煎剂腹腔注射对酒石酸锑钾或醋酸所致"扭体反应"有抑制作用，表明牛膝具有镇痛作用。

牛膝入肝肾二经，能引药至下半身，故常作为引经药，凡痹在下半身均可酌用。

川牛膝偏于活血祛瘀、通经止痛，怀牛膝偏于补益肝肾、强筋壮骨。取其活血通痹，常用川牛膝配以当归、川芎、大血藤、桃仁、红花、乳香、没药、丹参等；取其补肾强筋，常用怀牛膝配以杜仲、虎胫骨（可用狗骨代替）、鹿角胶，肉苁蓉、熟地黄、白芍、木瓜等。

## 【附】土牛膝

土牛膝又名野牛膝，为野生牛膝的干燥根茎及根。能活血散瘀、祛湿利尿、清热解毒。民间有用鲜土牛膝 18～30 克（干品 12～18 克）和猪脚一个（七寸），红酒和水各半煎服，治疗风湿性关节炎。笔者于湿热型和热毒型之痹证，在方剂中加土牛膝 15～30 克，土茯苓 50～100 克，清热利湿解毒效果理想。

## 片 姜 黄

本品为姜科植物姜黄或郁金的根茎。又名

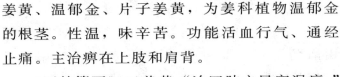

《国家药典实用中药手册》还载有一种称为姜黄的药物，为姜科植物姜黄的根茎，又名宝鼎香、黄姜。片姜黄与姜黄功效基本相同，在浙江地区片姜黄即作姜黄使用。

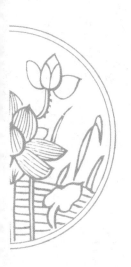

姜黄、温郁金、片子姜黄，为姜科植物温郁金的根茎。性温，味辛苦。功能活血行气、通经止痛。主治痹在上肢和肩背。

《医林纂要》曰姜黄"治四肢之风寒湿痹。"《要诀》曰："片子姜黄能入手臂治痛，其兼理血中之气可知。"《赤水玄珠》用姜黄散治臂背痛。可见，片姜黄为上肢痹痛之要药。

现代药理学研究，姜黄素对角叉菜胶引起的大鼠和小鼠脚肿有明显的抗炎作用。

临床治疗上肢痹痛常将片姜黄与桂枝同用，引药旁达上肢。笔者常以自拟肩宁散治疗肩关节周围炎。处方为：片姜黄15克，川桂枝9克，羌活9克，归尾12克，炙山甲6克，祁蛇15克，干地龙15克，红花9克，威灵仙12克，川芎9克，生地黄25克，白芥子12克，共为细末，每服6克，黄酒送下，每日2次。

## 芍　药

芍药分白芍、赤芍。白芍为毛茛科植物芍药（栽培种）的根，赤芍为毛茛科植物芍药（野生种）或草芍药、川赤芍等的根。二者来源有别，功效亦异。白芍养血柔肝、缓急止痛，偏重于补，赤芍行瘀消肿、凉血止痛，偏重于通。

《本草求真》说："赤芍与白芍主治略同，但白则有敛阴益营之力，赤则只有散邪行血之意，白则能于土中泻木，赤则能于血中活滞。故凡腹痛坚积，血瘕疝痹，经闭目赤，因于积热而成者，用此则能凉血逐瘀，与白芍主补无

泻，大相远耳。"以芍药为主组成的治疗方剂，有《儒门事亲》的愈风丹，治诸痹寒热交作；《本草纲目》云："芍药二分，虎骨一两，炙为末，夹绢袋盛酒三升，渍五日，每服三合，日三服，治风毒骨痛"。日本学者将芍药的药理作用归纳为 9 个方面，即镇痛作用、镇静作用、抗痉挛和解痉作用、血管扩张作用、抗炎作用、对子宫的特异作用、驱瘀血作用、利尿作用、解热作用。据《中国药理学通报》1994 年第 3 期报道，用白芍总苷治疗类风湿关节炎 29 例，对患者进行了开放性临床试验，大剂量服用白芍总苷，每日 12～18 克，连续服用 8 周。结果表明：对类风湿患者有明显疗效，不仅能够减轻临床症状，而且能改善实验指标。

白芍用于肝肾亏虚、关节拘挛疼痛之筋痹、骨痹，配甘草名为芍药甘草汤，有良好的缓急止痛效果，笔者对关节疼甚者大剂量应用白芍 30～50 克。赤芍"除血痹"（《本经》），用于脉痹、筋痹、骨痹以血瘀为主者，一般用量为 9～15 克。

## 鹿衔草

本品为鹿蹄草科植物鹿蹄草或圆叶鹿蹄草等的全草。又名鹿蹄草、鹿含草、破血丹、鹿安茶。性温，味甘苦。功能补虚益肾、祛风除湿、强筋壮骨。对肝肾不足、骨节变形之骨痹最为适宜。

本品常用于治疗风湿痹痛，日久肝肾不足者，多配独活、老鹳草等药同用；如肾虚腰痛，

国内研究，芍药苷对角叉菜胶引起的大鼠足部肿胀发生有显著的抗炎作用，故可用于痹证之肿痛、拘挛。

鹿衔草有免疫促进作用，其 50% 水煎液能提高活性 E 玫瑰花结形成，且对人淋巴细胞转化率有明显促进作用；可明显抑制大鼠角叉菜胶性关节炎。

筋骨痿痹，可配杜仲、牛膝、菟丝子等同用。配鸡血藤、大血藤、熟地黄、肉苁蓉、骨碎补、莱菔子、鹿茸、千年健等治疗骨质增生，如刘柏龄的骨质增生丸。民间有以鹿衔草为主治疗风湿性关节炎、类风湿关节炎。其处方为鹿衔草、白术各 12 克，泽泻 9 克，水煎服。

一般用量：煎汤内服 15～30 克，或入丸散剂。

## 胡桃肉

胡桃肉即胡桃仁，为胡桃科植物胡桃的种仁。亦即通常所指的核桃仁。性温，味甘。功能补肾强腰、温阳养血。用于久痹肾虚。

《医学衷中参西录》说："胡桃，为滋补肝肾、强健筋骨之要药，故善治腰腿疼痛，一切筋骨疼痛。"《太平惠民和剂局方》用青娥丸治"肾气虚弱，腰痛如折，或腰间似有物重坠，起坐艰辛：胡桃肉二十个（去皮膜），破故纸（即补骨脂，酒浸，炒）八两，蒜四两（熬膏）杜仲（去皮，姜汁浸，炒）十六两。上为细末，蒜膏为丸。每天三丸，空心温酒下，妇人淡醋汤下。"《续传信方》用之"治湿伤于内外，阳气衰绝，虚寒喘嗽，腰脚疼痛：胡桃肉二十两（捣烂，约 600 克），补骨脂十两（酒蒸，约 300 克）。研末，蜜调如饴服。"

肾虚骨痹，若腰脊冷痛、四末不温可用胡桃肉配以巴戟天、淡附片、上肉桂、炒杜仲、菟丝子、鹿茸等，若发枯齿摇、腰脊空痛、身体尪羸，可用胡桃肉配以熟地黄、淮山药、鹿

---

青娥丸现代制用法：杜仲（盐炒）480 克，补骨脂（盐炒）240 克，核桃仁（炒）150 克，大蒜 120 克。以上四味，将大蒜蒸熟，干燥，与杜仲、补骨脂粉碎成细粉，过筛，再将核桃仁捣烂，与上述粉末掺研，过筛，混匀。每 100 克粉末加炼蜜 20～30 克加适量的水泛丸，干燥，制成水蜜丸；或加炼蜜 50～70 克制成大蜜丸，即得。服法：每次 6～9 克，每日 2 次。功能补肾强腰。主治肾虚腰痛，起坐不利，膝软乏力。清代名医张锡纯《医学衷中参西录》说："此方不但治肾虚腰痛，以治虚寒腿疼亦极效验。"

角胶、龟甲胶、当归、枸杞子、狗骨等。常用量为 10～15 克。

## 防 风

本品为伞形科植物防风的根。味辛甘，性温。功能发表祛风，胜湿止痛。

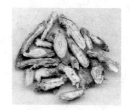

防 风

《长沙药解》称其能"行经络，逐湿淫，通关节，止疼痛，舒筋脉，伸急挛，治肢节，起瘫痪……"，《卫生宝鉴》之核风散治疗白虎风，走转疼痛，两膝热肿；《宣明论方》用防风汤治行痹，行走不定；《杂病源流犀烛》用防风天麻丸治白虎历节风，均是以防风为主的治痹方剂。

现代药理学研究表明，防风具有解热、消炎、镇痛、抗病原微生物等多种作用。

痹证初起、风气盛者，关节游走性疼痛，常以防风配羌活、威灵仙、桂枝、天麻、川芎、葛根、麻黄等。用于风寒湿痹，肢节疼痛、筋脉挛急者，常配合羌活、桂枝、姜黄。一般用量为 6～9 克。久痹血虚气弱者不宜用。

## 海桐皮

本品为豆科植物刺桐的干皮。性平，味苦辛。功能祛风除湿、通经活络、解肌行皮。

《海药本草》云海桐皮"主腰脚不遂，顽痹腰膝疼痛。"《日华子本草》说它"治血脉麻痹疼痛。"《贵州草药》载："解热祛瘀，解毒生肌。"以海桐皮为主的治痹方剂很多，如治风湿痹不仁，肢体疼痛的海桐皮汤；治腰膝痛不可忍，似肾脏风毒攻刺的海桐皮酒；治风湿两腿

广西除用干皮外，其根皮亦同等入药。在江苏、浙江、安徽、四川等地，尚有以五加科植物刺楸的树皮作海桐皮使用。刺楸，五加科刺楸属植物刺楸，以根、根皮或树皮入药。辛，平。有小毒。祛风利湿，活血止痛。用于风

湿腰膝酸痛，肾炎水肿，跌打损伤，内痔便血。用量9～15克。

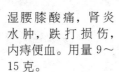

**海桐皮－药材**

肿满疼重，百节拘挛痛的海桐皮散等。取其以皮行皮之意，与五加皮、刺猬皮、露蜂房、地骨皮、炙山甲等配合治疗皮痹；与桑枝、牛膝、木瓜、五加皮、伸筋草等配合治疗筋痹。一般用量为9～15克，也可于熏洗剂中随证加入。

## 透骨草

本品为大戟科植物地构叶或凤仙花科植物凤仙的全草。味甘辛，性温。功能祛风除湿、透骨舒筋、活络止痛。

《本草纲目》谓其"治筋骨一切风湿疼痛挛缩，寒湿脚气。"《本草纲目拾遗》载：透骨草2两（60克），穿山甲2两（60克），防风2两（60克），当归3两（90克），白蒺藜4两（120克），白芍3两（90克），豨莶草4两（120克）去茎用叶，九蒸九晒，海风藤2两（60克），生地黄4两（120克），广陈皮1两（30克），甘草1两（30克），以上为末，用猪板油1斤炼蜜为丸，梧子大，早晚各5钱（15克），酒下，治风气疼痛，不拘远年近日。

透骨草透达之力颇强，内服可透筋骨之伏邪外达，外洗可引诸药直达筋骨。笔者常用六草汤治疗筋骨痹。处方为：透骨草、伸筋草、鹿衔草、老鹳草、豨莶草各30克，苍耳草25克，煎汤熏洗痛处，每天1次，每次半小时，每剂药可连用4次。

## 伸筋草

本品辛散、苦燥、

伸筋草为石松科植物石松的带根全草。性

温，味苦辛。功能祛风散寒、除湿消肿、舒筋活血。

凡筋脉拘急、关节肿痛、僵硬不舒、屈伸不利之筋痹、骨痹，无论何型，均可酌情用之。湿热型常配土茯苓、薏苡仁、土牛膝、川萆薢、汉防己、忍冬藤等；肝肾不足型常配熟地黄、山茱萸、鹿角胶、龟甲胶、当归、白芍等；痰瘀互结可配芥子、淡竹沥、鲜姜汁、法半夏、制南星、橘络、干地龙、桃红、乳香、没药等。一般用量15～25克，也可用至50克。

温通，能祛风湿，入肝经，尤善通经络，尤为治痹常用之品。

## 刺猬皮

本品为刺猬科动物刺猬或短刺猬的皮。性平，味苦。功能降气定痛、软化皮肤。主要用于皮痹。

《证治准绳》用猬皮丸治疗皮肤变黑、痛痒如虫行、手足顽麻或两肘如绳缚的乌癞病，《医宗金鉴》用苦参酒治疗乌癞，均取刺猬皮以皮行皮、软化皮肤之性。皮痹常以刺猬皮配地骨皮、五加皮、海桐皮等以及活血化瘀之品，如穿山甲、桃仁、红花、川芎、地龙等。一般用量：煎汤为6～9克，或入丸散剂。

## 土鳖虫

本品为鳖蠊科昆虫地鳖或姬蠊科昆虫赤边水䗪的雌性全虫，又名土鳖虫、地鳖虫、土元。性寒，味咸，有毒。功能逐瘀破积、通络开闭。

土鳖虫，古称䗪虫。《神农本草经》曰：䗪虫"主心腹寒热洗洗，血积癥瘕，破坚，下血

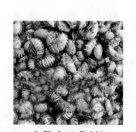

土鳖虫（药材）

闭。"《分类草药性》："治跌打损伤，风湿筋骨痛，消肿"。《金匮要略》用大黄䗪虫丸治疗虚劳腹满，内有干血，肌肤甲错。近人有用此方加减治疗皮痹。皮痹属痰瘀凝结者可伍用鳖甲、海藻、昆布、丝瓜络；属瘀血阻络者可伍用活血化瘀之品，如丹参、红花、当归、炙山甲等。日久不愈之骨痹，骨节变形者可与其他虫类药合用，如露蜂房、全蝎、蜈蚣、地龙、蛴螬等。煎汤内服，一般为3～6克；或入丸、散剂。孕妇忌用。年老体弱者应伍用养血之药。

## 全 蝎

为钳蝎科动物钳蝎的干燥全虫。性寒，味咸辛。功能搜风剔络、解毒止痛。其性善于走窜，穿筋透骨，为治久痹顽痹之要药。《王楸药解》谓全蝎能"穿筋透骨，逐湿除风。"

《太平圣惠方》治疗风痹肢痛、营卫不行，用"川乌头二两炮去皮，以大豆同炒，至汁出为度，去豆焙干，全蝎半两，焙为末，醝甜熬稠，丸绿豆大。每温酒下七丸，日一服。"《仁斋直指方》载："治风淫湿痹，手足不举，筋节挛痛：先与通关，次以全蝎七个，瓦炒，入麝香一字，研匀，酒三盏，空心调服，如觉已透则止，未透再服。"清代叶天士，善用虫类药，尤善用全蝎，在《临证指南医案》痹门用虫类药的7案中，6案用全蝎。

笔者体会，全蝎不但能搜风剔络，用于久痹、顽痹，还能化瘀解毒，故热毒型痹证用之

著名老中医、国医大师朱良春谓，全蝎"走窜之力最速，搜风定痉、开瘀通络，内而脏腑，外而经络，皆能开之，通则不痛，故为治顽痹之要药。"

亦佳，可与蜈蚣、地龙、犀角、生地黄、土茯苓相伍用。一般用法：全蝎研末，每服 1～2 克；若入汤剂，可用 6～9 克。

## 蜈 蚣

为大蜈蚣科动物少棘巨蜈蚣或其近缘动物的干燥全虫。性温，味辛，有毒。功能祛风止痉、攻毒散结。

《医学衷中参西录》云："蜈蚣，走窜之力最速，内而脏腑，外而经络，凡气血凝聚之处皆能开之。"《疡医大全》用蜈蚣散治蛇头疔，红肿发热疼痛。可见其解毒之力颇强。日本民间用蜈蚣内服治疗神经痛、风湿性关节炎、浆液性关节炎等。用法是：每日 10 条，以文火煎 2 小时，分 3 次服。要注意根据体质调整剂量和用药时间，体质弱的应当减量。一般数日可见效。朝鲜用法是用鸡炖食。男患者用雌子鸡，女患者用雄子鸡，去内脏后入蜈蚣 10 条，加高丽参 3 支（约 40 克）入布袋内，另加粳米一合（约 30 克），加适量水炖 10～12 小时，至干，3～4 日分服，有时加甘草、大枣。蜈蚣对遇冷即发的神经痛效果较好，闪腰亦常用之。朱锡祺医师认为，蜈蚣之性最猛，其镇痛作用较其他虫类药为强，故常用于风湿、瘀血等引起的剧烈疼痛。蜈蚣作散剂效果好，但剂量宜小，每天不超过 0.9 克，否则可能出现皮肤过敏之红色斑块，奇痒难忍。

蜈蚣攻专力雄，开瘀破结、搜风定痛，为治久痹、顽痹之要药。治风湿顽痹，肢麻疼痛，

本品有毒，用量不宜过大。为防其耗血散血，尤其是证实体虚之人，要适量配伍党参、黄芪、当归、熟地黄等补气养血之品。血虚生风者及孕妇禁服。

多配白花蛇、乳香、没药等同用。常用剂量：散剂0.5～1克，汤剂1～2条。

## 露蜂房

露蜂房，《昆明民间常用草药》载："发汗除湿，清阴热。"《云南思茅中草药选》载："舒筋活络，祛风湿，利尿。治风湿性关节炎，腰膝湿痹，肾炎水肿。"

本品为胡蜂科昆虫大黄蜂或同属近缘昆虫的巢。性平，味甘，有毒。功能祛风攻毒、散肿止痛。

《乾坤生意秘韫》用露蜂房治手足风痹，用黄蜂巢大者1个，小者3～4个（烧灰），独头蒜1碗，百草霜4.5克，同捣敷上。忌生冷荤腥。朱良春认为，蜂房"对顽痹之关节肿僵疼痛，甚则变形者，乃必用之药。"常与全蝎、蜈蚣、蛴螬虫、地鳖虫、地龙、乌梢蛇等虫类药配伍应用。汤剂用量为3～6克，或入丸散。

## 白僵蚕

本品为蚕蛾科昆虫家蚕蛾的幼虫感染白僵菌而僵死的干燥全虫。性平，味辛咸。功能活络通经、化痰散结、驱风开痹。主治痰凝血滞型之皮痹、骨痹。

《神农本草经》曰："白僵蚕……灭黑黯"，《本草经疏》说："辛能祛散风寒，温能通行血脉，故主如上诸症也。肺主皮毛，而风邪客之，则面色不光润，辛温入肺，去皮肤诸风，故能灭黑黯疮瘢痕也。"

《玉楸药解》谓白僵蚕"活络通经，驱风开痹。"

皮痹痰凝血瘀以白僵蚕配软坚化痰、软皮行皮之品，如海藻、昆布、鳖甲、刺猬皮等；骨痹关节变形者可配熟地黄、当归、鸡血藤、鹿衔草、骨碎补、怀牛膝、狗骨等益肾强腰壮

骨之品及搜风剔络、逐瘀开痹的虫类药物。一般煎剂用量5～10克，散剂0.5～1克，白水或黄酒送服。

## 地 龙

本品为钜蚓科动物参环毛蚓或正蚓科动物背暗异唇蚓等的全体。性寒、味咸，功能清热活血、通络止痛。

现代药理研究，蚯蚓能治"大热"。其解热成分蚯蚓解热碱及蚯蚓水浸剂对大肠杆菌内毒素及温热刺激引起的人工发热的兔均有良好的解热作用，而且具有镇静抗惊厥作用，与中医的传统认识相一致。因此，地龙常被用于热毒型和血瘀型痹证。《兰室秘藏》用地龙散治腰脊痛或跌仆损伤，坠落伤，瘀血积于太阳经中，或胫腨臂股中痛不可忍，说明地龙活血通经止痛功效卓著。热毒型之痹证常用地龙配犀角（水牛角代之）、生地黄、金银花、连翘、丹皮、土茯苓等，关节变形可用地龙配其他虫类药；肌痛难忍，可在九分散基础上加用地龙。一般煎汤内服6～12克，散剂2～3克。

腨，音 shuàn。俗指小腿肚子，即腓肠肌痉挛疼痛。

## 白花蛇

白花蛇又名蕲蛇，为蝮蛇科动物五步蛇或眼镜蛇科动物银环蛇幼蛇等除去内脏的全体。味甘咸，性温，有毒。功能搜风逐湿、通经活络，透骨舒筋。主要用于血瘀顽痹。

《本草经疏》曰："蛇性走窜，亦善行而无处不到，故能引诸风药至病所，自脏腑而达皮

枫荷梨：一名半荷
枫、鸭脚荷，系五
加科树参属树参。
根茎入药。
味甘，性温。功能
祛风湿，壮筋骨，
活血止痛。用于风
湿、类风湿关节炎，
腰肌劳损，坐骨神
经痛，臂痛，肩关
节周围炎等痹证范
畴。

毛也。"有报道用枫蛇酒治疗腰腿疼痛。干枫荷梨根 150 克，蕲蛇、乌梢蛇各 100 克，金钱白花蛇 3 条，置容器中，加白酒适量，略高于药面 10 厘米左右，密封，浸 1 个月左右饮用（服完后可用白酒浸 1 次），每次 30～50 毫升（可根据酒量大小适量增减），每日 3 次。不善饮酒或畏恶腥味，亦可改将三蛇研粉装入胶囊之中，每次 4～5 粒，每日 3 次，用枫荷梨根 30 克水煎送服，同样可以收效。

现代研究表明，白花蛇对小鼠有镇静、催眠和镇痛作用。《新中医》1987 年第 3 期报道，用蕲蛇或乌梢蛇、蜈蚣、全蝎各 10 克，研末，分成 8 包，每日服 2 包，共治坐骨神经痛 54 例，疗效满意，一般 1～2 个疗程可显效或痊愈。

## 【附】乌梢蛇

研究表明，乌梢蛇
水煎液和醇提液有
抗炎、镇痛作用。

乌梢蛇为游蛇科动物乌梢蛇除去内脏的干燥全体，又名乌蛇、乌风蛇。功用与白花蛇类同。有用蛇肉治疗类风湿关节炎的报道。活乌梢蛇去头尾、皮及内脏后放砂锅中加水煮熟（可加少许葱、姜、酒），每周吃 1～2 条，10 条为 1 疗程，疗程之间隔 1～2 周。502 蛇粉：用活蛇（不论何种）杀后或泡酒后的蛇（均去内脏）焙干、磨粉，每日服 3 次，每次 1.5～3 克。个别人服后出现皮疹，可作对症处理。

治疗血瘀顽痹可用白花蛇、乌梢蛇与其他活血化瘀药配伍应用。以服散剂为佳，日服 0.5～1 克。煎剂一般用 3～9 克。或入丸剂、酒剂。

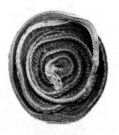

**乌梢蛇－药材**

## 穿山甲

本品为鲮鲤科动物鲮鲤的鳞甲。处方常写炮甲珠、炙山甲或炒甲片。功能通经化瘀、搜风去湿。

《医学衷中参西录》云："穿山甲，味淡性平，气腥而窜，其走窜之性，无微不至，故能宣通脏腑，贯彻经络，透达关窍。凡血凝血聚为病，皆能开之。"故五体痹之湿痰阫、血凝聚，非一般活血化瘀开痰之药所能奏效者，皆可用穿山甲透达。《德生堂经验方》载："凡风湿冷痹之证，因水湿所致，浑身上下，强直不能屈伸，痛不可忍者，于五积散加穿山甲七片，炮熟，同全蝎炒十一个，葱、姜同水煎，入无灰酒一匙，热服取汗，避风。"现代名老中医焦树德治疗病程较长、病情较重的风湿性关节炎、类风湿关节炎时，常在应证汤（丸、散）药中，加入适量的炙山甲，他认为除加强通脉活血外，并有引药"直达病所"的作用。

阫：音 pēi。瘀血也，凝聚成紫黑色的瘀血。

穿山甲用于治血瘀痰凝之皮痹，可配刺猬皮、地骨皮、川芎、桃仁、红花、橘络、海藻、昆布等，用于治疗骨节变形之骨痹，可配用补肾壮骨和虫类搜剔之品。一般用量：汤剂 6～9 克，或入丸、散、熥剂。

## 天仙藤

天仙藤又名马兜铃藤、青木香藤，为马兜铃科植物马兜铃的茎叶。功能行气止痛、活血化瘀。

《本草汇言》曰："天仙藤，流气活血，治一切诸痛之药也。"《本草求真》曰："即其所治之理，亦不过因味苦主于疏泄，性温得以通活，故能活血通道，而使水无不利，风无不除，血无不活，痛与肿均无不治故也。"《仁斋直指方》创制天仙散治痰注臂痛，方为天仙藤、羌活、白术、白芷各 3 钱（9 克），片姜黄 6 钱（18克），制半夏半两（15 克）。上锉，每服 3 钱（9克），姜 5 片，加水煎服。间下千金五苓丸。笔者对筋痹、骨痹痰湿重、疼痛甚者，常加用天仙藤 15 克，有良好的止痛效果，还可与其他藤类药如络石藤、忍冬藤、海风藤、鸡血藤、大血藤等配伍应用。

注意：体虚者慎服天仙藤。《本草汇言》载："诸病属虚损者勿用。"《得配本草》载："气血虚者禁用。"

## 【附】天仙子

天仙子为茄科植物莨菪的种子，与天仙藤名近实异。其主要成分为莨菪碱、阿托品及东莨菪碱，具有较强的镇静止痛作用。《圣济总录》治风痹厥痛，用炒天仙子 3 钱（9 克），草乌头、甘草各半两（15 克），五灵脂 1 两（15克）为末，糊丸，梧子大，每服 10 丸，男子菖蒲酒下，女子芫花汤下。天仙子止痛作用迅速强大，肌痹、筋痹、骨痹以痛为主者均可酌情使用。用法：天仙子 0.9 克，闹羊花 0.6 克研末，用汤剂送服，痛减即停药。

因本品有毒，不可过剂，内服宜慎。青光眼、心脏病患者及孕妇禁服。

## 雷公藤

雷公藤又名黄藤根、菜虫药，蝗虫药、水莽草，为卫矛科植物雷公藤的根、叶及花。味

苦、辛，性凉；有大毒。功能祛风除湿、消肿止痛、通经活络。主用于筋痹、骨痹。

《本草纲目拾遗》记载：雷公藤用于清热解毒、祛瘀接骨。近年来，各地将雷公藤试用于治疗类风湿关节炎、慢性胃炎、系统性红斑狼疮、白塞病和麻风病等收到明显效果，有效率均在 90％ 左右。有人用雷公藤（取木质部，法同上）15～25 克，加水 400 毫升，文火煎 2 小时（不加盖），得药液 150 毫升，残渣再加水煎取 100 毫升，混合后早晚 2 次分服，7～10 天为 1 疗程，疗程间停药 2～3 天，治疗类风湿关节炎 50 例，用药 1～20 个疗程不等，多数为 5～6 个疗程。其中 44 例有不同程度的好转或缓解，服药后关节疼痛、肿胀、功能障碍等有不同程度的好转或减轻，血沉下降，部分病人测定类风湿因子或乳胶凝集试验阴转，对活动期病人疗效尤佳。目前应用雷公藤主要有以下剂型：

片剂：雷公藤多苷片，每片 10 毫克，每次 3～4 片，每日 3 次。用途：祛风解毒、解湿消肿、舒经通络。有抗炎及抑制细胞免疫和体液免疫等作用。用于风湿热瘀，毒邪阻滞所致的类风湿关节炎，肾病综合征，白塞三联征，麻风反应，自身免疫性肝炎等。口服：每日每千克体重 1～1.5 毫克，分 3 次饭后服。一般首次应给足量，控制症状后减量。宜在医师指导下服用。

浸膏剂：将本品干浸膏或干浸膏的乙醇提取物，制成 25％ 药液，每次口服 20～40 毫升，每日 3 次。用于类风湿关节炎。

既往医籍认为，雷公藤不可内服。大多外敷，敷药时间不可超过半小时，否则起疱。但据福建省三明地区第二医院报道，用雷公藤根去皮后的木质部分久煮后内服治疗类风湿关节炎，有一定疗效。近代对雷公藤的研究不断深入，大大拓展了其内治范围。

合剂：雷公藤 250 克，生川乌、生草乌各 60 克，当归、红花、桂皮、川牛膝、羌活、杜仲、地骨皮各 18 克，加水煎至 1 000 毫升，滤渣后加入红糖 250 克溶化，冷后，加入白酒 1 000 克。内服，成人每次 30～50 毫升，每日 3 次，老年、儿童酌减。用于类风湿关节炎。

酒剂：雷公藤 60 克，浸入白酒 500 克中 7～10 天，成人每次 10～15 毫升，每日 3 次。用于类风湿关节炎。

雷公藤毒性较大，内服宜慎。内服：煎剂，去皮根木质部分 15～25 克，带皮根 10～12 克，均需文火煎 1～2 小时。外用：适量（多用 10％～50％酒精溶液）。

雷公藤是一种剧毒药物，尤其皮部毒性极大，使用时最好剥净皮部，包括二重皮及树缝中的皮。

## 苍耳子

苍耳子为菊科苍耳属植物苍耳的果实。性温，味辛苦，有毒。功能散风止痛、除湿蠲痹。

《神农本草经》谓：苍耳"主风，头寒痛，风湿周痹，四肢拘挛痛，恶肉死肌。"《本草正义》称："苍耳子，温和疏达，流利关节，宣通脉络，遍及孔窍肌肤而不偏于燥烈，乃主治风寒湿三气痹著之最有力而驯良者。"取其镇痛消肿之功，《杂病源流犀烛》以苍耳子为君组成定痛散。治疗风湿痹痛、四肢拘挛，可用本品，或与川芎、威灵仙、淫羊藿等配伍应用，方如仙灵脾散。著名中医学家、国医大师朱良春认为，苍耳子可通督升阳，以解项背挛急。此症多系素禀不足，风寒湿之邪袭于背俞，筋脉痹阻而致。若缠绵不解，病邪深入经隧骨骱，每

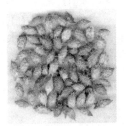

苍耳子

朱良春先生云："《得配本草》称苍耳子能'走督脉'，项背挛急乃督脉主病，用之既有引经作用，又有祛邪之功。"且《神农本草经》言其主"恶肉死肌"，盖风湿去而气血流畅，瘀去新生。

每胶着难愈，朱老治此症，常以苍耳子与葛根相伍，邪在筋脉则更配当归、威灵仙、蚕沙之类，邪已深入骨骱则更佐熟地黄、鹿衔草、淫羊藿、乌梢蛇、露蜂房之类；疗效历历可稽。中国人民解放军 159 医院用自制的苍耳子注射液治疗 163 例慢性腰腿疼患者，有效率为 89%，认为对扭伤和风湿痛疗效较好，对坐骨神经痛和肥大性腰椎炎的疗效欠佳。

苍耳子对关节肿胀疼痛之骨痹和肌肉酸胀疼痛之肌痹均有较好的治疗效果，一般汤剂用 6～9 克。本品有毒，宜炒用。不宜久服或过量服用，年老体弱之人勿服。

## 马钱子

马钱子又名番木鳖，为马钱科植物马钱的成熟种子。性寒，味苦，有毒。功能为通经络、止疼痛、散血热、消肿毒、祛风湿、强筋骨。常用于以疼痛、肿胀为主的肌痹、筋痹、骨痹。

著名中医学家、国医大师朱良春指出，马钱子善通经络，而止痹痛，常用于慢性腰腿痛、风湿性肌炎、慢性肌肉劳损、坐骨神经痛、陈旧性外伤性关节炎以及风湿、类风湿关节炎等病症。以上病症，皆可归属于中医学"痹证"的范畴，临床上大致可分为风寒湿痹（性质偏寒）、风热湿痹（性质偏热，包括风寒湿痹郁久化热者）、顽痹、虚痹四个大类，前二者以祛邪为主，顽痹往往需正邪兼顾；虚人久痹，大法以扶正为主。原则上马钱子可用于其中任何一

朱良春先生曾云：马钱子一药向为医家所畏用，以其有剧毒（含番木鳖碱，即士的宁），如因误用，或服用过量，或炮制不得法，可引起呼吸麻痹而致死。然马钱子之药效卓著，用之得当，可以起重病，疗沉疴，往非他药所能替代者。朱老常云：马钱子是中药里的二个"异数"：其味极苦，却大能开胃进食；其性至寒，却大能宣通经脉，振颓起废。

类痹证，因其有宣通经隧、止痛消肿之长，而其用量又极小，不致损伤正气。类风湿关节炎晚期，活动严重受限者，即张子和所谓"即遇智者，亦难善图"，如能在补益气血、补肾壮督、活血通络、虫蚁搜剔的基础上加马钱子，往往可收到意想不到的效果。

以马钱子为主药组成的治痹方剂很多，如《救生苦海》的马钱散。番木鳖（入砂锅内，黄土拌炒焦黄为度，石臼中捣磨，筛去皮毛，拣净末）、山芝麻（去壳，酒炒）、乳香末（箬竹叶烘出汗）各 5 钱（15 克），穿山甲（黄土炒脆）1 两（30 克）。共研末。每服 1 钱，酒下，不可多服。服后避风，否则令人发战栗不止。如人虚弱，每服 5 分。黄伟康用马钱子 300 克，牛膝、甘草、苍术、麻黄、僵蚕、乳香、没药、全蝎各 35 克，配制成粉，每次 1 克，用白酒冲服，每晚服 1 次，20 天左右为 1 疗程，治疗肥大性腰椎炎 20 例，显效 18 例。

马钱子毒性较大，应严格如法炮制并掌握剂量。

## 【附】马钱子炮制法

### 1. 张锡纯法

将马钱子先去净毛，水煮两三沸而捞出，用刀将外皮皆刮净，浸热汤中，日、暮各换汤 1 次，浸足三昼夜取出，再用香油煎至纯黑色，擘开视其中心微有黄意，火候即到。将马钱子捞出，用温水洗数次，以油气尽净为度（《医学衷中参西录》）。

笔者于肌痹、筋痹、骨痹寒凝血瘀疼痛者常嘱病人用汤剂冲服九分散 1～2 克，若肌肉松弛、缓弱无力可用汤剂冲服马钱子粉 0.6～0.9 克。

## 2. 赵心波法

马钱子先用砂锅煮，内放一把绿豆，至开花时，剥去马钱子外衣，用刀切成薄片，晒两三天后，再用沙土炒至黄色，研末备用（《赵心波儿科临床经验选》）。

## 3. 朱良春法

马钱子水浸去毛，晒干，置麻油中炸。火小则中心呈白色，服后易引起呕吐等中毒反应；火大则发黑而炭化，以致失效。在炮制过程中，可取一枚用刀切开，以里面呈紫红色最为合度（《朱良春精方验案实录》）。

# 芥 子

芥子为十字花科植物白芥或芥的干燥成熟种子；前者习称"白芥子"，后者习称"黄芥子"。味辛，性温。温肺豁痰利气，散结通络止痛。常用于寒痰喘咳，胸胁胀痛，痰滞经络，关节麻木、疼痛，痰湿流注，阴疽肿毒。

芥子辛温，味厚气锐，内而逐寒痰水饮，宽利胸膈，用于咳嗽气喘，痰多不利，胸胁咯唾引痛；外而走经络，消痰结，止痹痛，除麻木。《开宝本草》谓芥子主"湿痹不仁……骨节疼痛"，《本草纲目》亦谓芥子可治"痹木脚气，筋骨腰节诸痛"。国医大师朱良春认为，久痹疼痛，未有不因停痰留瘀阻于经隧者，因此所谓治"骨节疼痛""不仁"云云，皆指其辛散温通，入经络，搜剔痰结之功。故常在痹证方中加用芥子一药。如与姜黄、制南星、桂枝、露蜂房、赤芍药、海桐皮、淫羊藿、鹿角、制附

马钱子的炮制，至关重要。诚如张锡纯所说："制之有法，则有毒者，可至无毒。"

药理研究表明，芥子苷酶解后所得挥发油名芥子油，含有异氰酸多种酯，应用于皮肤有温热的感觉，并使之发红，甚至引起水疱、脓疱。通常将芥子粉除去脂肪油后做成芥子硬膏使用，用作抗刺激剂，治疗神经痛、风湿痛。

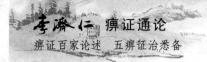
片、当归相伍，治疗肩关节周围炎；与生地黄、熟地黄、淫羊藿、鹿角、麻黄、桂枝、制川乌、制草乌、乌梢蛇、炮山甲、骨碎补、续断、威灵仙、木瓜等相伍，配吞益肾蠲痹丸，治疗类风湿关节炎、骨质增生、慢性腰腿痛，疗效均较为满意。

芥子可治结节病（皮痹）。结节病是一种原因不明、可累及全身多个器官的非干酪性上皮样慢性肉芽病变，可发生在淋巴结、肺、肝、脾、眼、皮肤等处。此当属中医学中的"皮痹""痰核""痰注"范畴，如朱丹溪说："人身中有结核，不痛不红，不作脓，痰注也。"故其治疗，当以化痰软坚散结为主，常用芥子、生半夏、紫背天葵、僵蚕、薏苡仁、海藻、昆布、夏枯草、生牡蛎、老鹳草等；夹瘀者加赤芍药、炮山甲、当归、地鳖虫、露蜂房；夹气滞者加青皮、陈皮、姜黄；阴虚者加麦冬、天冬、百合、功劳叶；肾阳虚者加鹿角、淫羊藿、熟地黄、巴戟天。

用量：汤剂一般为3～9克，最大量10～15克。注意：内服过量可致呕吐。阴虚火旺及肺虚咳嗽者禁服。

结节病（皮痹）病程较长，非短时期内所能见功，故医者病人，均须识"坚持"两字。

# 痹证现代研究

概论 · 历代研究 · 辨证治疗 · 验案选按 · 文献选析

中医学中的痹证，泛指影响骨骼、关节及其周围软组织、肌肉、滑囊、肌腱、筋膜等的一类疾病。风、寒、湿邪是风湿痹病发生的外部因素，是标；正气不足是风湿痹病发生的内因，是本。对于痹证的治疗，中医临床主要采用辨证论治、专方治疗、单味中药提取物治疗以及综合治疗等，疗效显著。今后应立足于中医理论，建立病证结合的临床思维模式，制定统一的诊断、分型、分期标准，正确把握疾病的发展、转归与预后，以指导临床诊治。

痹证类似于西医自身免疫病的风湿病范畴，如类风湿关节炎、风湿性关节炎、僵直性脊柱炎、骨性关节炎等，本书所述之五体痹，则所指范围更为广泛。

## ■ 病因病机研究

历代医家认为导致风湿痹病发生发展的因素非常复杂，《素问·评热病论》中提出"风雨寒热，不得虚，不能独伤人"；《类证治裁·痹症》更明确指出"诸痹……由营卫先虚，腠理不密，风寒湿乘虚而袭，正气为邪气所阻，不能宣行，因而留滞，气血凝滞，久而成痹。"表明风湿痹病的发生是在内外因同时起作用的情况下发生的。就外因而言，风湿痹病的病因也不是单一的，如《素问·痹论》说："风寒湿三

现代流行病学的调查也证明了古代众医家对风湿痹病的病因认识是正确的，例如日本多留淳文调查指出，类风湿关节炎的病因主要是气候因素，引发诱因50%是过劳。

痹病初病为实，久则多呈正虚邪实、虚实夹杂之候。痹证易于出现以下三种病机变化：一是风寒湿痹或热痹日久不愈，气血津液运行不畅，病变日甚，血脉瘀阻，津液凝聚，以致瘀血痰浊阻痹经络，出现皮肤瘀斑，关节周围结节，关节肿大，屈伸不利等症；二是病久使气血耗伤，因而呈现不同程度的气血亏虚或肝肾亏虚的证候，这在各种痹病病久之后均容易见到；三是痹病不愈，由经络而病及脏腑，出现脏腑痹的证候，其中以心脾较为多见。

气杂至，合而为痹也。"说明了体内风湿痹病的形成是风、寒、湿淫气共同作用的结果。风、寒、湿邪是风湿痹病发生的外部因素；正气不足是风湿痹病发生的内因。

胡荫奇[1]指出本病病因外责之于风、寒、湿、热之邪，内责之于脏腑经络气血营卫虚弱。焦树德等[2]均认为风寒湿之偏盛，或热化，阳化为其致病外因。朱良春认为痹病顽麻者有肾阳先虚的因素，则邪气深入精髓骨骼，气血凝涩，痰湿浊瘀胶固，经络闭塞不通而为病。李新松等[3]认为其主要病机是风寒湿热等病邪侵入人体，气血痹阻不通，筋脉关节失于濡养所致。刘兴旺[4]认为痹病其本为虚，虽以风寒湿三气杂至为致痹的外在因素，然正气虚衰则是痹病发病的关键。张文尧[5]认为气血营卫内虚是致病的内在条件，风寒湿热外袭是致痹的外在因素，经络气血阻滞则是痹病的主要病机。

陈之才[6]对200例类风湿关节炎患者的病因进行调查，认为内因有荣血不足、气血亏损、肝肾不足、内湿等，外受风寒与潮湿而诱发本病者达47%。随着对风湿痹病的深入研究，在以往对本病病因病机认识的基础上，除强调"风寒湿三气杂至合而为痹"的外邪说外，许多医家重视正气虚弱、卫表不固、气血不足、肝肾亏损等在本病中的作用。如朱良春认为先有阳虚，病邪遂乘虚袭踞经隧，气血被阻，壅滞经脉，深入骨髓，胶着不去，痰瘀互结，凝滞经脉而成顽痹。焦树德认为肾虚寒邪入骨，复感三邪，内舍肝肾而致本病。

关于痰瘀互结学说，金元朱丹溪的《丹溪心法》云："肥人肢节痛，多是风湿与痰饮流注经络而痛"；《格致余论·痛风》称痛风系"恶血入经络证，血受湿热，久必凝浊，所下未尽，留滞隧道，所以作痛"。可见丹溪认为痹病病因除风寒湿三气病原之外，还有湿痰瘀血流注。痰邪可由多种因素导致，风寒湿邪杂至，阻滞气血，津液停聚可为痰；湿热痹阻筋骨肌肉，热盛炼液亦为痰；久痹不愈，耗伤正气，气虚无力行津而致痰；恣食膏粱厚味，也能酿痰生浊。现代医学认为痹病多属于免疫性疾病，IgG、IgM、IgA、$C_3$、$C_4$、总补体等明显升高，而痰证患者 IgG、IgM 及补体 $C_3$、$C_4$ 均高于非痰证患者和正常人，总补体亦高于正常人[7]，这为痹病从痰辨识提供了生化学指标。而痛风的瘀血是因血受热，其后遇寒，"寒凉外抟，热血得寒"，凝滞而成。现代医学认为属痹病范畴的类风湿关节炎存在血液循环障碍，其指趾麻木、痉挛性疼痛、甲床瘀斑青紫、指趾溃疡的主要原因是血管内膜炎症及血液黏稠度增高，形成血栓，栓塞四肢微小血管[8]，而血液流变学的改变与血瘀证和痰证均密切相关[7]，痰瘀相兼证反映血液"浓、黏、凝、聚"不同程度的增高。其中痰证突出表现在纤维蛋白原、血浆比黏度的异常增高，反映血液高凝、高黏的状态[9]。

## ■ 辨证分型研究

证候与治法之间存在着内在联系，当代医

一般地说，痹证分为风寒湿痹和热痹两大类。热痹（风湿热痹）以关节红肿灼热疼痛为特点，风寒湿痹虽有关节酸痛，但局部无红肿灼热，其中又以游走不定为风痹（行痹）；疼痛剧烈为寒痹（痛痹）；肢体酸痛重着，肌肤不仁为湿痹（着痹）。病程较长者，尚应辨识有无痰瘀阻络、气血虚损及脏腑亏虚的证候。

家在临床实践中总结了许多治疗风湿痹病的有效方药，取得了较好的疗效，但不同医家的辨证分型不尽相同。美国马里兰大学医学院 Zhang G G 等[10]采用严格的前瞻性研究方案，比较 3 名中医师对 39 名类风湿关节炎患者的辨证及用药是否一致，结果显示，不同医生对同一患者的辨证分型吻合度较低，但用药较为一致。路志正等[11]将本病活动期分为卫阳不固、痹邪阻络型和邪郁而壅、湿热痹阻型；将缓解期分为痰瘀互结、经脉痹阻型和肝肾同病、气血两损型。戴慎等[12]将本病分为风寒湿阻证、风湿热郁证、痰瘀互结证、肾虚寒凝证、肝肾阴虚证、气血亏虚证 6 型，分别选用不同的方剂进行治疗。陈龙全等[13]将类风湿关节炎分为气血亏虚、肝肾亏虚、脾肾阳虚、风寒湿痹、风湿热痹、寒热错杂、痰瘀阻滞等证型辨证论治。曹惠云[14]将本病分为湿热阻络型、寒湿阻络型、肝肾亏损型、气血不足型 4 型。刘健[15]根据老年类风湿关节炎的病因病机特点将其分为营卫失和、外邪入侵型，气血不足、肝肾亏虚型，湿邪壅阻、痰瘀互结型 3 型。

## ■ 治则治法研究

刘健[16]总结韩明向教授治疗本病的经验认为，本病的基本病机是脾胃虚弱、气血不足、痰湿内蕴、瘀血阻络。针对本病正虚邪实、虚实夹杂、脾虚湿盛、痰瘀互结的病机特点，以扶正祛邪、标本兼治为基本原则，制定了扶助

正气、益气养血，顾护脾胃，调补后天，祛痰化湿、急则治标，通经活络、透达关窍的治疗大法，拟定了益气养血，健脾和胃，利湿化痰，祛瘀通络的治疗方法，在临床应用中取得显著疗效。沈中林[17]整理戴云波老中医之经验：阳虚为本，痹阻为标，温阳通络为治痹之根本大法。程运文[18]介绍施今墨治痹六法：清热活血散风祛湿法、疏风祛湿通络扶正法、温补肾阳散风祛湿法、搜风逐寒益气活血法、调补气血健脾燥湿法、清热利湿育阴法。

对风湿类疾病的治疗目前仍以辨证治疗为主，有以专病用专方再辨证用药，也有用验方单味药者，还有采取药浴、针灸、按摩、药棒、磁疗、蜡疗、水疗、激光、音乐脉冲电疗、气功等多种治法者，都取得了一定的疗效。

总之，痹为闭阻不通之意，故治则以宣通为主，气血流通，营卫复常，则痹证可逐渐痊愈。

## 方药应用研究

1. 清热利湿解毒汤[19]

组成：金银花 30 克，蒲公英 24 克，紫花地丁 18 克，白花蛇舌草 30 克，土茯苓 30 克，土贝母 12 克，苍术 9 克，黄柏 12 克，薏苡仁 24 克，赤芍 21 克，羌活 9 克。水煎服，每日 1 剂，服药忌茶。

加减：热毒炽盛，关节红肿热痛伴发热者，重用金银花、蒲公英、紫花地丁、土贝母；病情反复发作，关节肿胀、灼热、晨僵、胶着感明显者，重用土茯苓、白花蛇舌草、薏苡仁、黄柏；阴虚低热不退，舌红少津，脉细数者，

本方与布洛芬治疗的 17 例相对照，表明在控制发热、缩短晨僵、减轻关节肿痛、增强握力、提高 20 米行速、降低血沉等方面优于布洛芬，2 组有效率有显著差异。

治疗类风湿关节炎目前尚无特异的有效方法。非甾体类抗炎药是当前应用最广的药物，但不能阻止其病情发展，长期应用可导致严重胃肠道副作用；皮质激素在控制类风湿关节炎的症状方面尚无药可媲美，但因最终不能阻止该病破坏性病变及长期使用后副作用超过其治疗作用，所以未能普遍使用。这一对比研究为彰显中药治疗痹证的优势无疑是有益的。

加生地黄30～60克，牡丹皮12～18克；关节肿胀、积液明显者加车前草15～30克。

疗效：治疗本病活动期患者58例，临床治愈（症状及体征消失，握力及20米步行时间正常，实验室检查正常者）13例，显效24例，有效19例，无效2例，总有效率96.6%。

2. 防己黄芪汤提取物[20]

组成：黄芪、防己、白术、甘草。四药以10∶7∶7∶7比例混合处理，分级提取，制备成粗结晶，装1号胶囊，每胶囊含防己黄芪汤提取物220毫克。每次口服胶囊1粒，每日2次，连续服用3周。并设淀粉、吲哚美辛和地塞米松为对照组，以双盲法进行临床观察。

疗效：对100例活动期患者进行临床双盲研究结果表明，该提取物在临床常规治疗剂量下对活动期类风湿关节炎有非常显著的治疗作用，其止痛、消肿作用强于地塞米松；能明显增强握力及改善关节功能，与地塞米松组比较有显著性差异；能显著降低患者血沉和黏蛋白，其功效优于地塞米松；能显著降低 IgG、IgA、IgM 水平，其对 IgG 水平的降低作用强于地塞米松；能显著提高 $C_3$、$C_4$、$CH_{50}$ 水平，而地塞米松和吲哚美辛组改善不明显；对类风湿因子有明显的转阴作用；能显著调节 T 细胞亚群，使 $T_4/T_8$ 比值恢复正常，而地塞米松使 T 细胞总体水平下降，$T_4/T_8$ 比值改善不明显。结合抗炎效能评价，防己黄芪汤提取物的作用强于吲哚美辛而与地塞米松无差异。

3. 三土汤[21]

组成：土茯苓、土贝母、土三七、金银花、蒲公英、生薏苡仁、赤芍、川芎、王不留行、生地黄、补骨脂、全蝎、蜈蚣等。每日 1 剂，水煎分 3 次口服。

加减：关节红肿热痛或伴全身发热加紫花地丁；关节肿痛而无灼热感加川乌、草乌；关节肿胀明显或有积液加车前草；关节肿大变形或见皮下结节加穿山甲。

疗效：治疗 52 例活动期类风湿关节炎，近期控制（经治疗后受累关节肿痛消失，关节功能改善或恢复正常，类风湿因子、血沉恢复正常，且停药后可维持 3 个月以上者）6 例，占 11.5%；显效（受累关节肿痛明显好转或消失，血沉、类风湿因子滴度降低，或血沉、类风湿因子已恢复正常，但关节肿痛尚未消失者）23 例，占 44.2%；有效（经治疗后受累关节疼痛或肿胀有好转者）18 例，占 34.7%；无效（经治疗 1～3 个疗程以上，受累关节肿痛无好转者）5 例，占 9.6%；总有效率为 90.4%。

本方与尪痹冲剂治疗的 51 例相对照，三土汤在控制发热、缩短晨僵、减轻关节肿痛、降低血沉等方面优于尪痹冲剂，两组有效率有极显著差异。

4. 关节舒[22]

组成：土茯苓 15 克，苍术 12 克，木瓜 15 克，五灵脂 12 克，丹参 15 克，生薏苡仁 20 克，姜黄 15 克，黄柏 6 克，制没药 15 克，川牛膝 15 克，制川乌 6 克，乌梢蛇 15 克，秦艽 10 克，甘草 6 克。每日 1 剂，水煎服。

加减：若关节肿胀不明显，而关节疼痛、强直畸形，乏力消瘦，可减土茯苓、木瓜、生薏苡仁，加川续断、独活、蜈蚣；风热偏盛者

163

减制川乌，加桑枝、忍冬藤、生石膏；阴虚发热者，加麦冬、生地黄；寒盛者，减黄柏，加威灵仙、淫羊藿、桂枝；阳气虚者加黄芪、党参、仙茅；痰浊瘀阻者加全蝎、芥子、红花；肝肾不足者加桑寄生、杜仲、狗脊、狗骨、穿山甲等。

疗效：治疗135例，临床治愈（症状全部消失，功能活动恢复正常，主要理化指标结果正常）37例，显效（全部症状消失或主要症状消除，关节功能基本恢复，能参加正常劳动和工作，主要理化指标结果正常）44例，好转（主要症状基本消失，主要关节功能基本恢复或有明显好转，生活从不能自理而转为能够自理，或者由失去工作和劳动能力转为工作和劳动能力有所恢复）51例，无效（和治疗前比较各方面均无进步）3例。总有效率97.8%。

## 虫类药物研究

1. 蛇与蚂蚁制剂[23]

（1）蛇制剂：上海光华医院报道以蛇制剂为主、中西医结合治疗本病，急性期或慢性活动期用蛇酒或蛇粉，加吲哚美辛配合呋喃硫胺；慢性期或稳定期用蛇制剂加中药糖浆逐步递减吲哚美辛及其他止痛剂，直至停用激素。

（2）蛇毒素制剂：利用金钱白花蛇、眼镜蛇、乌梢蛇等蛇毒素的镇痛、抗炎、免疫抑制等药理作用治疗风湿病的关节疼痛、关节肿胀、功能障碍等症状，临床上取得了较好的疗效，

关节舒的主要功能是清热祛湿，化瘀通络，蠲痹止痛，契合中医治痹之要，故疗效颇佳。

金钱白花蛇：为眼镜蛇科动物银环蛇的幼蛇去除内脏的全体。味甘咸，性温，有毒。功能祛

特别对于类风湿关节炎的治疗。另外，还有蚂蚁制剂、蜂毒制剂等。虫类药有搜风透骨、通络止痛之效，实验研究和临床观察都显示了其治疗风湿痹病的独到之处。

（3）蚂蚁制剂：蚂蚁是一种强壮药，含有蛋白质、氨基酸、多种维生素、微量元素等，具有抗衰老作用，是性功能增强剂、免疫调节剂。蚂蚁风湿灵系列药治疗本病无毒副反应，能改善关节疼痛和晨僵，并能消肿，在临床取得了一定疗效。

2. 尪痹六虫汤[24]

炙全蝎（研吞）1～1.5克，炙蜈蚣（研吞）1～1.5克，炙蜣螂虫4.5克，炙䗪虫6克，炙蕲蛇4.5克，鹿衔草9克，寻骨风9克，钻地风9克，甘草4.5克，炙露蜂房9克，当归15克。每日1剂，水煎服。治疗顽痹157例，男性59例，女性98例，年龄大多在40岁以上，占87%；发病至就诊时间最短1年，长者10年左右。结果：服药最少8剂，多者80余剂。一般5～10剂即可见效。1年以上未复发者为痊愈，共141例，占89.9%；1年以内有复发者为显效，共12例，占7.6%；临床症状已见改善者为有效，共3例，占1.9%；无效1例；总有效率达99.4%。

## 单味中药研究

1. 雷公藤

雷公藤具有较强的镇痛、抗炎及免疫抑制

风通络，定惊止痉。常用于治疗风湿顽痹，麻木拘挛。本品过去作为白花蛇（蕲蛇）的一个品种，《中华人民共和国药典》1977年版起将两者分别列出，但两者功效基本相似。

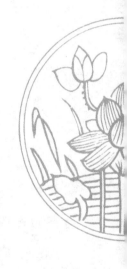

作用，为临床治疗风湿痹病的常用药之一。刘方[25]的研究表明，雷公藤的主要有效成分是从雷公藤植物根中提取的雷公藤多苷（TWG）。TWG通过抑制炎性因子的产生及表达而发挥抗炎作用，TWG还可以抑制T细胞的增殖反应及IL-2的产生和表达，在强直性脊柱炎的治疗中有效率为89.6%。据报道30例类风湿关节炎患者，在急性期口服TWG 30毫克/日及一种非甾体抗炎药，待急性期症状缓解后，仅口服TWG 30毫克/日治疗。结果缓解9例，好转15例，无效6例，总有效率80%。30例强直性脊柱炎患者，急性发作期给予TWG，每次20毫克，每日3次；静止缓解期，每次10毫克，每日3次，小剂量维持治疗，结果总有效率90%。目前应用的主要有雷公藤总萜片、雷公藤滴丸、雷公藤缓释片等剂型。

**2. 青风藤**

青风碱是青风藤的主要有效成分，具有抗炎、镇痛、抗风湿及免疫抑制等作用。李瑾翡等[26]用青风藤的水提物"风湿可克"进行抗炎的实验研究，表明青风藤有显著消炎作用。毕晓扬[27]应用从青风藤中提取有效成分精制而成的正清风痛宁治疗类风湿关节炎34例，临床控制及显效率为48%，总有效率88%。

**3. 马钱子[28]**

本品开通经络，透达关节，远胜他药，稍稍服之可令胃腑蠕动有力，则胃中之食必速消，故无刺激胃腑之弊。配伍适量，可寒可热，能补能行。剂量宜由小到大，过量将引起抽搐等

青风藤：名青藤、寻风藤、追骨风、追风散。为防己科植物青藤的茎藤。味苦、辛，性平。功能祛风湿，通经络。用于风寒湿痹，历节风，鹤膝风，脚气肿痛等。

毒副反应。

### 4. 乌头

乌头为镇痉剂，治风痹，风湿神经痛有良效。王鹏等[29]认为乌头的临床用量一般在15克以上，达20克方有效果，甚则可达30克。有关制川乌毒性动物实验结论是：一定量制川乌（0.31克）水煎剂给小鼠灌胃未发现急性中毒症状。总之，乌头有大毒，用之得当是治疗痹病的有效药物，高压锅加温至120℃，经2小时可把毒性成分全部破坏。

## ■ 痹病的综合治疗

骆洪武[30]对关节、滑膜等局部红、肿、热、痛明显者，局部用通痹灵搽剂，同时内服益肾除痹丸等；对久痹关节变形，甚至畸形者则内服、外敷、熏洗、药浴并用。史爱莲等[31]利用中药加电离子导入治疗痹症。用骨质增生电疗机，依据不同的疾病性质和证型，辨证用药，选穴治疗，可使内服有毒性的药物外用而无毒性反应。李国平[32]用内服、熏洗、贴膏三联法治疗类风湿关节炎，用自制豨莶丸（主药为豨莶草）内服以培补肝肾，用补肾、祛风寒湿、活血通络药煎汤熏洗，贴敷用活血化瘀止痛药。邵国辉[33]用自拟五倍膏（五倍子、蜂蜜、桑枝）配熏剂（荆芥、防风、羌活、独活、千年健、鸡血藤、乳香、没药、秦艽、川乌等）外治着痹80例，治愈77例，显效1例，有效2例，总有效率100％。

风湿痹病证型复杂、病程绵长、病情多变，单一疗法见效很慢，临床用药须合理搭配，采取多种疗法并用以提高疗效。除了传统的中药方剂治疗外，近年还有诸多报道采用药浴、药膳、针灸、埋线、药棒、磁疗、蜡疗、水疗、激光治疗、电疗、气功疗法等治疗各类型风湿痹病，增强了临床疗效。

李拥等[34]报道"周氏综合疗法"中运用鹿茸鸡、酒姜鸡、伸筋汤、甲鱼姜、参鸟汤等药膳辅助治疗各种类风湿疾病收效奇佳。王希等[35]运用中药药物绷带治疗骨关节和软组织损伤，疼痛、肿胀、压痛、功能障碍各项症状的缓解率分别达到了98.41%、97%、92.86%、88.61%。陈华琴等[36]用中药气雾透皮疗法治疗风湿痹病60例，结果显效32例（53.73%），有效27例（45%），无效1例（1.67%），总有效率98.33%。

## 讨论与思考

辨证和辨病论治，主要是强调参考现代医学的认识，即所谓"融会新知"，也就是中医的辨证论治和现代医学有关病的认识结合起来，在辨证论治的同时，还要有针对性地选择方药，以提高疗效。

由于众医家对风湿痹病的病因病机认识尚不完全一致，故在临床分型和分期上缺乏统一标准，缺乏以中医理论为指导的、先进的科学实验方法和严格科研设计下的基础研究。今后应立足于中医理论，开展系统的基础研究，制定统一的中医诊断、分型、分期标准，在研究各期的证候特点及发生机制的基础上，进而探讨证候的演变规律，以及不同证型间的转化关系，从而指导临床治疗[37]。应该建立病证结合的临床思维模式，做到辨病与辨证相结合。类风湿关节炎、风湿性关节炎、骨性关节炎、痛风等疾病在临床上皆可以关节疼痛为主要表现，统属于中医学痹病的范畴，且在病变的某一阶段也往往表现出相同的证候，故单纯的中医辨证不利于把握疾病的发展、转归与预后，应建立病证结合的临床思维模式，做到辨病与辨证

相结合，以利于正确把握疾病的发展、转归与预后，指导临床诊治。当前在风湿痹病证候学上的分歧，除了与该病的证候特点复杂有关之外，还与调查对象的病程分期、调查方法、证候标准等不够统一有关，缺乏对风湿痹病患者的大规模临床流行病学调查。应建立严格的标准，采取临床流行病学调查方法，使风湿痹病证候分布规律在科学的对照研究和较大规模的协作研究中逐步明确。

## 【附】痹病诊断标准[38]

1. 病名诊断标准

（1）以四肢大关节走窜疼痛为主，伴重着、酸楚、麻木、关节屈伸不利。多有恶寒、发热等症。

（2）病前多有咽痛乳蛾史，或涉水淋雨、久居湿地史。

（3）部分患者可有低热，四肢环形红斑。常可心脏受累。

（4）血沉增快，抗"O"大于500单位。

2. 证类诊断标准

（1）行痹：关节疼痛，屈伸不利，关节游走疼痛，恶风发热，苔白，脉浮。

（2）痛痹：肢体关节疼痛不移，痛有定处，疼痛较剧，得热痛减，遇寒痛增，关节屈伸不利，苔白，脉弦紧。

（3）着痹：肢体关节疼痛重着，肌肤麻木，手足沉重，活动不利，苔白腻，脉濡缓。

（4）热痹：关节疼痛灼热红肿，发热口渴，

痹证与痿病的病证鉴别要点：首先在于痛与不痛，痹证以关节疼痛为主，而痿证则为肢体力弱，无疼痛症状；其次要观察肢体的活动障碍情况，痿证是无力运动，痹证是因痛而影响活动；再者，部分痿证病初即有肌肉萎缩，而痹证则是由于疼痛甚或关节僵直不能活动，日久废而不用导致肌肉萎缩。

烦闷不安，汗出恶风，舌红苔黄燥，脉滑数。

（5）痰瘀阻络：肢体关节疼痛时轻时重，关节肿大，甚至强直畸形、屈伸不利，皮下结节，舌质紫或有瘀斑瘀点，苔白腻，脉细涩。

（6）气血亏虚：关节疼痛反复发作，日久不愈，肢体倦怠，面色少华，腰脊冷痛，肢体屈伸不利，舌淡苔白，脉细弱。

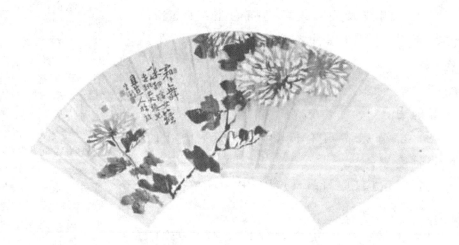

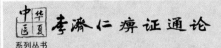

# 参 考 文 献

[1] 胡荫奇．痹证临床研究的回顾与展望．北京中医学院学报，1989（2）：12.

[2] 焦树德，刘志明，朱良春，等．痹证证治．中医杂志，1989（4）：4.

[3] 李新松，姚承济．三藤汤治疗肢体痹痛．云南中医杂志，1992，13（6）：15.

[4] 刘兴旺．大葛根治疗痹证200例临床分析．山西中医，1992，8（6）：17.

[5] 张文尧．关于痹证分型论治中的几个问题．辽宁中医杂志，1985，（10）：18.

[6] 陈之才．200例类风湿性关节炎诱发因素调查．上海中医药杂志，1981，（7）：32.

[7] 宋剑南．从生物化学角度看痰及痰瘀相关．中国中医基础医学杂志，2000，6（3）：40.

[8] 李尚珠，王书桂，华国勋，等．类风湿性关节炎的四肢血流改变及中西医结合治疗．中国中西医结合杂志，1996，14（11）：680.

[9] 李小兵，方永奇，黄可儿．痰瘀证型的临床分析．辽宁中医杂志，2000，27（2）：53.

[10] Zhang G G, Lee W L, Lao L, et al. The variability of TCM patterndiagnosis and herbal prescription on rheumatoid arthritis patients. Altern Ther Health Med，2004，10（1）：58.

[11] 路志正，焦树德．实用中医风湿病学．北京：人民卫生出版社，1996：459.

[12] 戴慎，薛建国，岳沛平．中医病证诊疗标准与方剂选用．北京：人民卫生出版社，2001：238.

[13] 陈龙全，陈斌．类风湿性关节炎的病因病机及其辨证分型．中医药学刊，2003，21（3）：469，477.

[14] 曹惠云．痹病系列方药治疗类风湿性关节炎的临床研究．北京中医药大学学报，1999（6）：46.

[15] 刘健. 老年类风湿性关节炎的辨证论治. 安徽中医学院学报, 2001, 20 (6): 1.

[16] 刘健. 韩明向教授治疗历节病学术经验. 安徽中医学院学报, 1999, (5): 45.

[17] 沈中林. 戴云波老中医治疗痹证经验. 四川中医, 1983, (6): 11.

[18] 程运文. 施今墨治痹六法初探. 黑龙江中医药, 1989 (6): 5.

[19] 宋绍亮, 张鸣鹤, 李建兰. 清热利湿解毒汤对类风湿性关节炎活动期的临床及实验研究. 山东中医学院学报, 1988 (2): 53.

[20] 王绪辉, 周重建, 闽熙敬, 等. 防己黄芪汤提取物治疗活动期类风湿性关节炎的临床药效评估. 中医杂志, 1993 (3): 156.

[21] 李学增, 张鸣鹤. 三土汤治疗活动性风湿性关节炎的临床与实验研究. 中国医药学报, 1992 (2): 7.

[22] 檀骏翔. 自拟关节舒治疗类风湿性关节炎135例临床分析. 河北中医, 1992 (4): 9.

[23] 路志正, 焦树德. 实用中医风湿病学. 北京: 人民卫生出版社, 1996: 453.

[24] 程爵棠. 蠲痹六虫汤治疗顽痹157例. 江苏中医杂志, 1982, 3 (6): 29.

[25] 刘方. 雷公藤多苷的药理研究及临床应用. 中成药, 2002, 24 (5): 385.

[26] 李瑾翡, 吴招娣. 清风藤水提物"风湿可克"的消炎作用. 中药材, 1999, 22 (9): 472.

[27] 毕小扬. 正清风痛宁治疗类风湿性关节炎和强直性脊柱炎50例临床观察. 中草药, 2000, 31 (4): 286.

[28] 周翠英, 孙素平, 傅新利. 风湿病中西医诊疗学. 北京: 中国中医药出版社, 1998: 233.

[29] 王鹏, 鞠文翰, 李正之. 乌头治疗痹证的临床应用和中毒防治. 北京中医, 1992 (5): 35.

[30] 骆洪武. 系列中药方治疗风湿性疾病的临床体会. 辽宁中医杂志, 1998, 25 (10): 487.

[31] 史爱莲, 高彩英. 中药加电离子导入治疗痹证的观察. 中医药研究, 1995 (1): 32.

[32] 李国平. 综合疗法治疗类风湿性关节炎90例. 新中医, 1995, 31 (7): 322.

[33] 邵国辉. 自拟五倍膏配熏剂外治着痹80例. 中医外治杂志, 2001, 10 (2): 11.

[34] 李拥, 周祖山. 药膳疗法辅治风湿病. 湖北中医杂志, 2002, 24 (6): 55.

[35] 王希, 王胜利. 中药药物绷带临床应用研究. 中国中医骨伤科杂志,

1999，7（3）：19．

［36］陈华琴，张玉梅．中药气雾透皮疗法治疗痹证60例．中国中医骨伤科杂志，2004，12（6）：53．

［37］任锡禄，李明奎．当归四逆汤加减治疗类风湿性关节炎37例临床观察．山西中医学院学报，2005，6（1）：44．

［38］国家中医药管理局．中医病证诊断疗效标准．南京：南京大学出版社，1994：29．

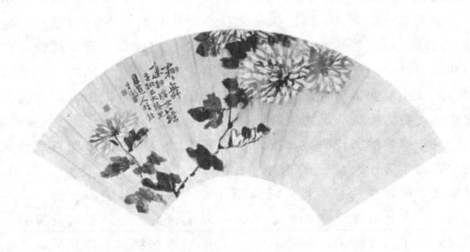

# 承前启后　领异标新
## ——喜读《李济仁痹证通论》

　　痹病之害人甚也，故《黄帝内经》列专篇论述，前贤及近贤对本病的辨治亦发挥颇多，然毕竟有失之于鳞爪之嫌，加之一些学者对此病的偏颇看法，如有学者过于简单地认为"治痹常用之法，不过祛风寒、燥湿、和营通络、补气益血"，使后学对此病的认识难免莫衷一是。有鉴于此，皖南医学院主任中医师、国医大师李济仁教授及其研究生全小林，系统研读了大量文献并结合数十载临证心得和现代医学有关知识，四易其稿而著此宏论。笔者反复拜读后，认为正如著名中医学家、国医大师朱良春之序所言："全书广搜博采、条理清晰、说理透达、证治完备。而辨证与辨病相结合、理论与实践相结合、中医体系与现代医学相结合，贯穿于全书始终，尤为可贵。此乃当前痹证研究之专著，对临床医家及科研工作者均有参考之价值，更为痹证病员之福音！"故呈学习之一得于后。

　　关于痹病的历代研究概况，本书列举了秦汉三国时期直到清朝的主要医学著作对痹症的论述，作者以《黄帝内经》之论述为纲，各家之学说思想为目，将痹病的因、机、脉、证及施治方药作了详细探讨，尤其对张子和、张景岳、叶天士、王清任、王孟英等的治痹经验作了高度概括，并强调指出："当吸取精粹，去除偏见，勇于实践，不断创新"，其治学之严谨及学以致用的精神颇堪称道。

　　该书近三分之二内容是关于《黄帝内经》所提皮、肌、脉、筋、骨之五体痹的辨证论治。在对五体痹的论述中，又以《黄帝内经》《中藏经》有关五体痹的论述为一条经线，将其贯穿于五种痹症的概

要、源流、病因病理、诊查要点、辨证论治、各种特色疗法及效方等六大研讨问题的始终（如此重视《中藏经》者，在历代前贤和近贤的论著中诚属少见），而将自隋唐以来的诸多著作（以《巢氏病源》《千金方》《圣济总录》《张氏医通》等为主）及自己的临证经验、现代西医的有关知识为纬，穿插于六大研讨范围内，使理论能有效指导实践，中西医认识结合无间。这种写作体例，值得后学借鉴。

痹证是指人体营卫气血失调，肌表经络遭受风寒湿热之邪侵袭，气血经络为病邪阻闭而引起的经脉、肌肤、关节、筋、骨疼痛麻木，重者影响脏腑等为特征的一类疾病，涉及现代医学120多种疾病，故患者极众，施治不易，很多患者最后身残不能行动，甚至死亡。出于对患者的深切同情，作者翻阅大量古今医籍，从纷繁的令人目眩的治痹方法中撷录有实用价值的方法予以转介，仅治骨痹（类同西医风湿、类风湿关节炎等疾）一病，除进行分型辨治予汤剂口服外，还根据各型的不同症状，采用熏洗法（用水蓼、透骨草等）、解痛布套关节（用温通药研末，酒调薄糊状，加姜汁，棉花浸透，晒干，外包纱布而成）、发疱疗法（威灵仙或毛茛或斑蝥研敷8～12小时）、巴豆饭外敷（巴豆15克捣泥，熟米饭混匀，置芭蕉叶上敷）、郁红热熨剂（由郁加里、红花等14种中药与化学发热剂配制的粉末，揉搓发热达50℃，即可熨）、黄药外敷法（生象皮粉1克，与蜂蜜300毫升，冷开水100毫升混匀）、穴位外敷（斑蝥3份与腰黄5份共研，置普通膏药上贴患处）、复方闹羊花侧根药蛋、蜂毒疗法（包括蜂螫和注射两种）；雷公藤合剂、麝火疗法（用麝香、明雄黄、朱砂、硫黄等配制成麝火药块，辅以拔毒膏、追风酒等，按一烧、二贴、三发、四饮之步骤施治）等十余种治法。此外，还将现代治类风湿关节炎的最新科研成果之一的朱良春先生的“益肾蠲痹丸”予以重点介绍。后学或病者若参照作者转引的治法方药对症施治，定会取得 定效果。在其他四痹的治疗中，还介绍了化痰熥药外熥治皮痹、太乙神针（即雷火针）治寒凝血脉型脉痹、耳针

治脉筋二痹，头皮针和穴位割刺、埋线治各型筋痹；它如丹参、参附、"751"等注射液及片、丸、散、酒等多种剂型的药物，又为患者的施治带来了方便。

书中还汇集了60味治痹常用中药，不仅引用了前贤的认识，且大部分收入了现代药理学研究，较多地总结了作者长期研探该药的心得。如重用土茯苓达50克之巨，配犀角地黄汤、土牛膝、生大黄等治热毒型筋痹；重用土茯苓50克配白虎汤合生地黄、金银花（均30克）等治热毒血瘀型脉痹（见自拟四妙通脉汤）；不仅用精制马钱子粉配川乌、草乌、桂枝、葛根等治寒湿型筋痹，且用其配肉桂、附子、阿胶、鹿角胶等治脾肾两虚型肌痹（分别见自拟温经解肌汤和生肌养荣汤），还将马钱子粉配二妙散、二术、二活、土茯苓等治湿热型肌痹。对肌、筋、骨等痹证疼痛甚者，他常嘱病人冲服九分散（乳香、麻黄、马钱子），认为消肿止痛明显；还引摘了《救生苦海》中马钱散的制作方法，及黄伟康用马钱子制剂治肥大性腰椎炎经验，对该药的运用可谓积心良苦矣！

此外，本书在肌痹文后所附"略谈肌痹、肉痿、脚气"、脉痹文后"《灵枢》周痹浅识"等文，对进一步深入研探肌痹、脉痹的因、理及施治极有价值。对该书所取得的成就，著名中医学家王玉川教授指出："像是书那样的整理研究方法，即选择一个严重危害人民健康的常见、多发的病症，从古到今，从理论到实践，实事求是地把在实践中经过检验的传统医学与现代医学适当结合，进行全面系统的整理研究方法，尚属罕见。"可谓公平允正、画龙点睛。

本书内容充实，理论有创新，临床更实用，实为中医从事临床者之有益参考书。

安徽省中医药高等专科学校　马继松　陶夏平